Radiodiagnostische Übungen

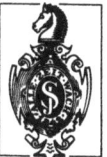

Marcelle Mégret

Computertomographie des Kopfskeletts (Gesicht und Schädel)

58 diagnostische Übungen für Studenten und praktische Radiologen

Mit 147 Abbildungen

Springer-Verlag Berlin Heidelberg New York Tokyo

Dr. MARCELLE MÉGRET
Neuroradiologie
Hôpital Cantonal Universitaire
CH-1211 Genève 4

Übersetzt aus dem Französischen von
ELEONORE BROMHORST und Dr. ELISABETH HAUENSTEIN

ISBN-13:978-3-540-15460-0   e-ISBN-13:978-3-642-70506-9
DOI: 10.1007/978-3-642-70506-9

CIP-Kurztitelaufnahme der Deutschen Bibliothek
Mégret, Marcelle:
Computertomographie des Kopfskeletts (Gesicht und Schädel) : 58 diagnost. Übungen für Studenten u. prakt. Radiologen / Marcelle Mégret. [Übers. aus d. Franz. von Eleonore Bromhorst u. Elisabeth Hauenstein]. - Berlin ; Heidelberg ; New York ; Tokyo : Springer, 1986.
(Radiodiagnostische Übungen) Engl. Ausg. u.d.T.: Mégret, Marcelle: Computertomography of the cranial skeleton (face and skull). - Franz. Ausg. u.d.T.: Mégret, Marcelle: Tomométrie du squelette de la tête (face et crâne)
ISBN-13:978-3-540-15460-0

Das Werk ist urheberrechtlich geschützt. Die dadurch begründeten Rechte, insbesondere die der Übersetzung, des Nachdruckes, der Entnahme von Abbildungen, der Funksendung, der Wiedergabe auf photomechanischem oder ähnlichem Wege und der Speicherung in Datenverarbeitungsanlagen bleiben, auch bei nur auszugsweiser Verwertung, vorbehalten. die Vergütungsansprüche des § 54, Abs. 2 UrhG werden durch die „Verwertungsgesellschaft Wort", München, wahrgenommen.

© by Springer-Verlag Berlin Heidelberg 1986

Die Wiedergabe von Gebrauchsnamen, Handelsnamen, Warenbezeichnungen usw. in diesem Werk berechtigt auch ohne besondere Kennzeichnung nicht zu der Annahme, daß solche Namen im Sinne der Warenzeichen- und Markenschutz-Gesetzgebung als frei zu betrachten wären und daher von jedermann benutzt werden dürften.

Produkthaftung: Für Angaben über Dosierungsanweisungen und Applikationsformen kann vom Verlag keine Gewähr übernommen werden. Derartige Angaben müssen vom jeweiligen Anwender im Einzelfall anhand anderer Literaturstellen auf ihre Richtigkeit überprüft werden.

C'est le besoin social de partager la pensée des autres, de communiquer la nôtre et de convaincre, qui est à l'origine de notre besoin de vérification. La preuve est née de la discussion ....

C'est donc la discussion qui est le nerf de la vérification : le raisonnement logique est une discussion vis-à-vis de nous-mêmes, qui reproduit intérieurement les aspects d'une discussion réelle.

JEAN PIAGET

Le jugement et le raisonnement
chez l'enfant Delachaux et Niestlé,
Paris, 1978

Vorwort

Das umfassende Bildmaterial, das Marcelle Megret während ihrer fünfjährigen Praxis auf dem Gebiet der Computertomographie von Kalotte, Schädelbasis und Gesichtsschädel gesammelt hat, veranlaßte sie, diese röntgendiagnostischen Übungen zu verfassen.

Der Leser wird insbesondere die gelungene Auswahl der qualitativ hervorragenden Originalaufnahmen sowie die Anschaulichkeit der Schemata schätzen. Wie die meisten meiner Schüler konzipierte und zeichnete Marcelle Megret diese Schemata selbst. Ihre hohen Anforderungen an präzises Arbeiten, objektives und sicheres Urteilen erinnern an Ludwig Wittgenstein, der meinte, daß gewisse Dinge, die man nicht beschreiben kann, veranschaulicht werden müssen und daß Regeln ohne erklärende Beispiele sinnlos sind.

Ich wünsche diesen röntgendiagnostischen Übungen, die auch zum Ruhm der Genfer Universität beitragen werden, viel Erfolg. Marcelle Megret beginnt mit diesem Buch ihre Autorenlaufbahn.

A. WACKENHEIM
Professor für Radiologie
an der Universität Straßburg

Inhaltsverzeichnis

Einleitung 1

1. Teil: Röntgenbilder 3

2. Teil: Text und Schemata 85

Sachverzeichnis 167

Einleitung

Beim Verfassen dieses Buches war es unser Ziel, den jungen Arzt zu informieren, unabhängig davon, ob er sich künftig für eine radiologische, internistische oder chirurgische Fachrichtung entscheiden wird. Die Computertomographie stellt zweifellos eine Revolution in der röntgenologischen Technologie dar. Es ist faszinierend z.B. einen Tumor „zu sehen". Durch diese Faszination besteht aber auch die Gefahr, daß der diagnostische Wert der Computertomographie überschätzt wird.

Eine der wichtigsten Aufgaben jeden Arztes besteht darin, bei seinen Patienten die richtige Diagnose zu stellen. Hierzu sollte er möglichst schon aufgrund seiner klinischen Untersuchungen in der Lage sein. Bei den weiterführenden Untersuchungen muß er diejenige Untersuchungsart wählen und verordnen, die ihm mit einem Minimum an Aufwand ein Maximum an Information liefert. Er darf sich nicht zu unnötigen Zusatzuntersuchungen verleiten lassen, nur weil diese durch die schnelle Entwicklung von neuen Methoden in den letzten Jahren technisch möglich geworden sind.

Einige Beispiele in diesem Buch werden z.B. dem Leser zeigen, daß die konventionellen Tomographien, die noch immer bei Erkrankungen von Schädelbasis und Gesichtsschädel routinemäßig verordnet werden, nicht mehr unbedingt nötig sind. Voraussetzung hierfür ist jedoch, daß der Radiologe die gesamten Informationen sorgfältig auswerten kann und insbesondere spezielle Techniken, wie Beurteilung im Knochenfenster und Anfertigung axialer, koronaler und sagittaler Schnittbilder, beherrscht. Für die Anfertigung koronaler und sagittaler Schichten bevorzugen wir das Rekonstruktionsprogramm, einerseits aufgrund seiner anatomischen Präzision und andererseits, weil es im Gegensatz zu direkten koronalen Schichten keine Artefakte (hervorgerufen z.B. durch Zahnfüllungen) aufweist.

Dieses Buch ist entsprechend den radiodiagnostischen Übungen „Röntgendiagnostik der Wirbel des Erwachsenen" von A. Wackenheim aufgebaut.

Die ersten 18 Abbildungen zeigen die Radioanatomie der Schädelbasis, der Schädelkalotte und des Gesichtsschädels. Im zweiten Teil des Buches sind die entsprechenden Schemata und erläuternde Texte zusammengestellt. Eine Reihe von radiodiagnostischen Übungen beschäftigt sich mit cranio-facialen Krankheitsbildern. Jede Übung ist mit „Fall..." gekennzeichnet und besteht aus einem oder mehreren axialen, koronalen oder sagittalen Schnittbildern, je nach Thema.

Bei der schematischen Wiedergabe der einzelnen Fälle sind zur Vereinfachung die koronalen und sagittalen Schnittbilder mit dem Zeichen ✪ und die Aufnahmen im Knochenfenster mit ☐ markiert.

1. Teil
Röntgenbilder

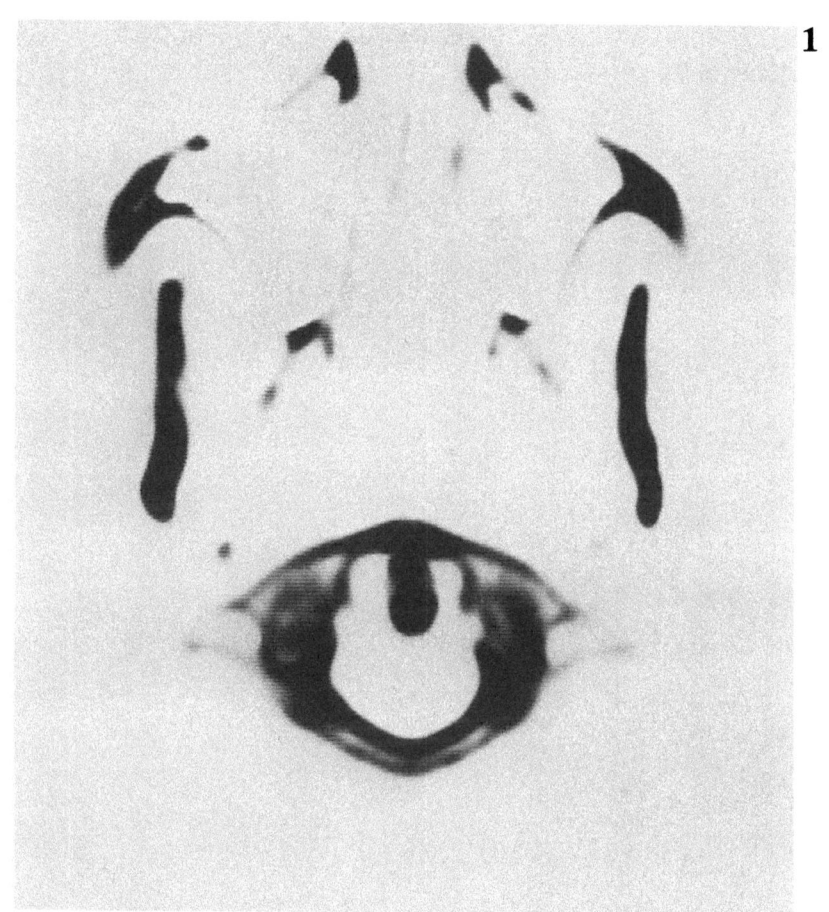

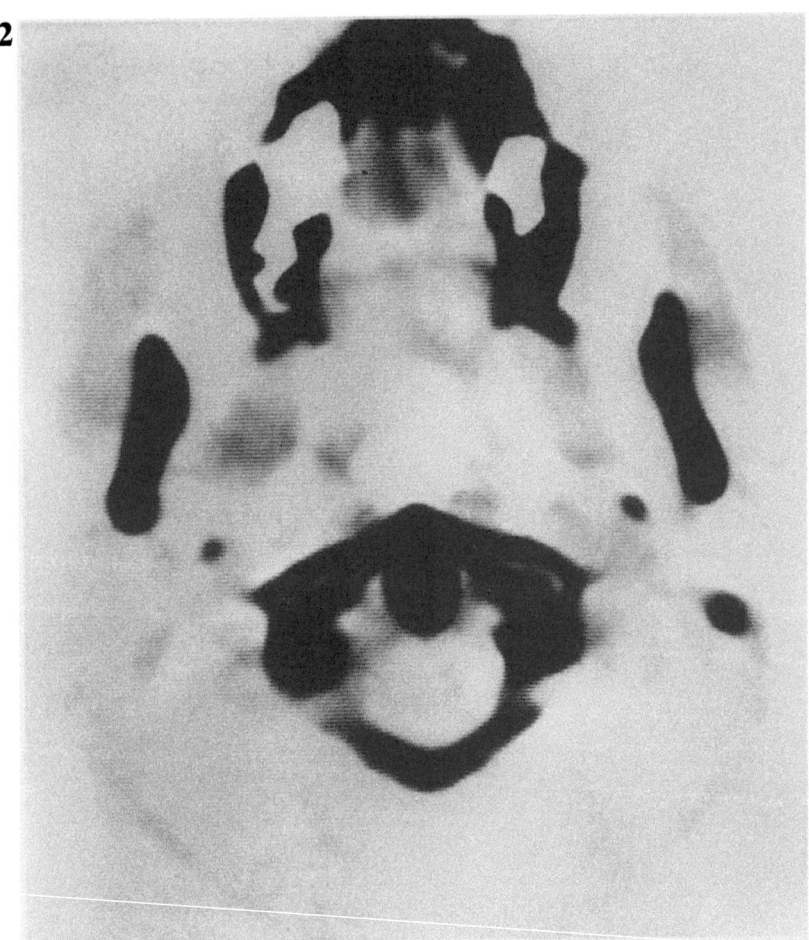

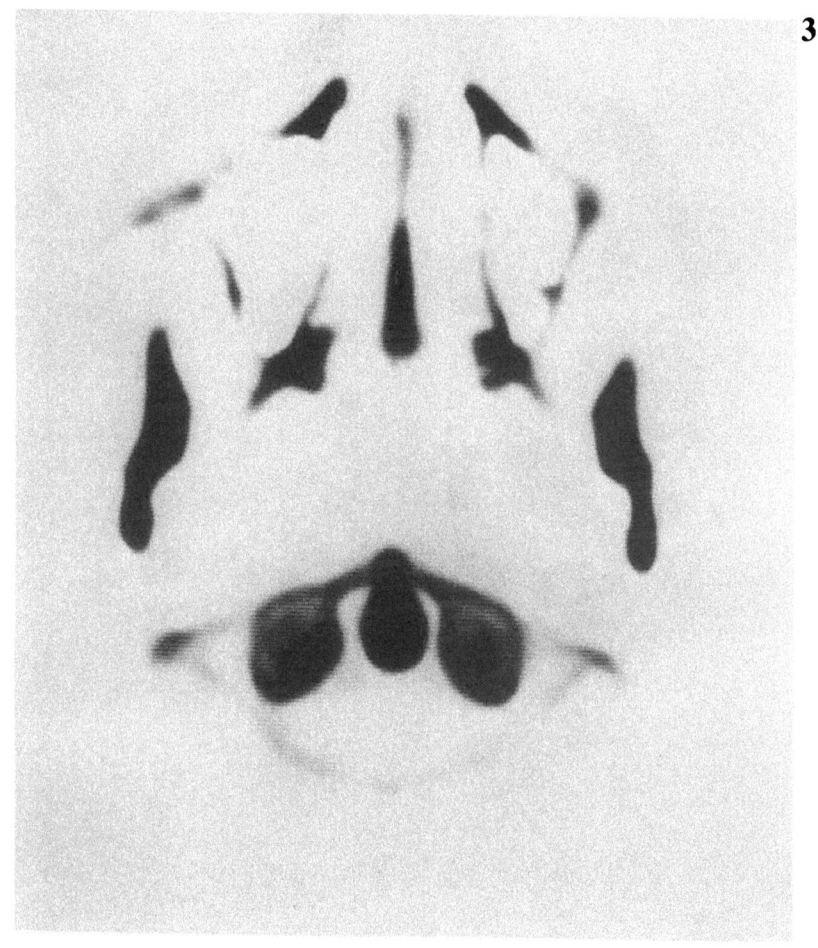

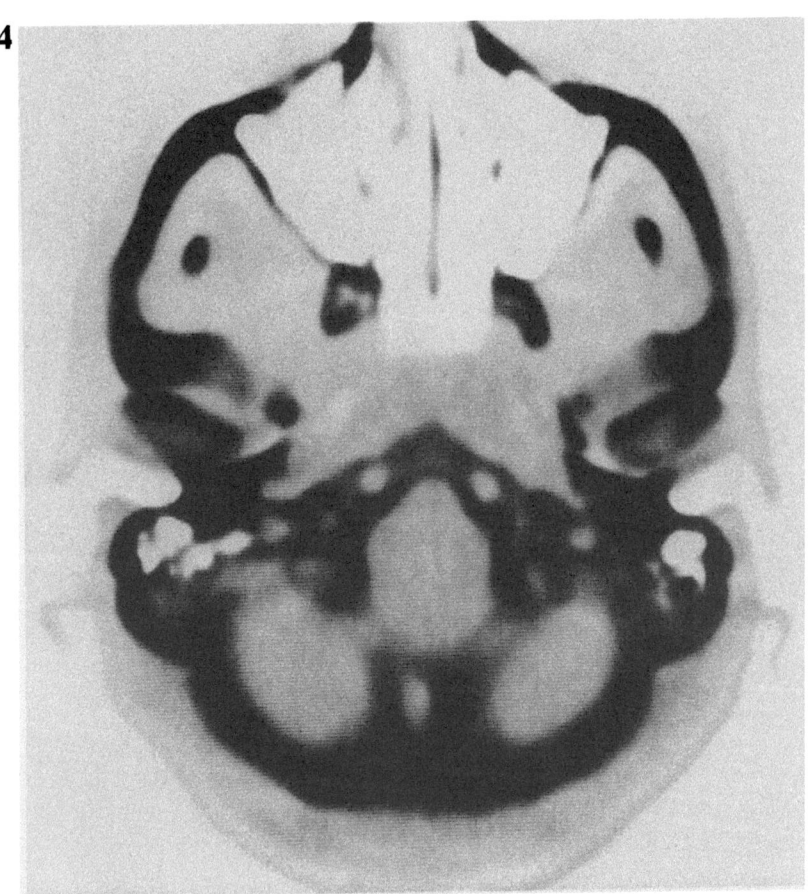

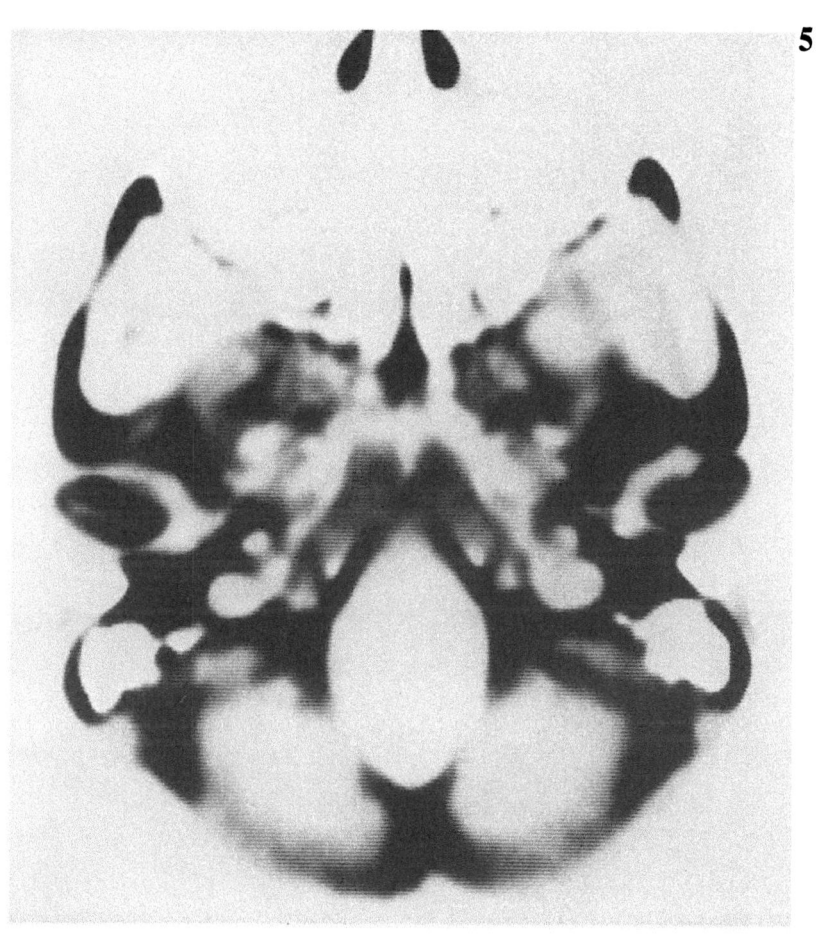

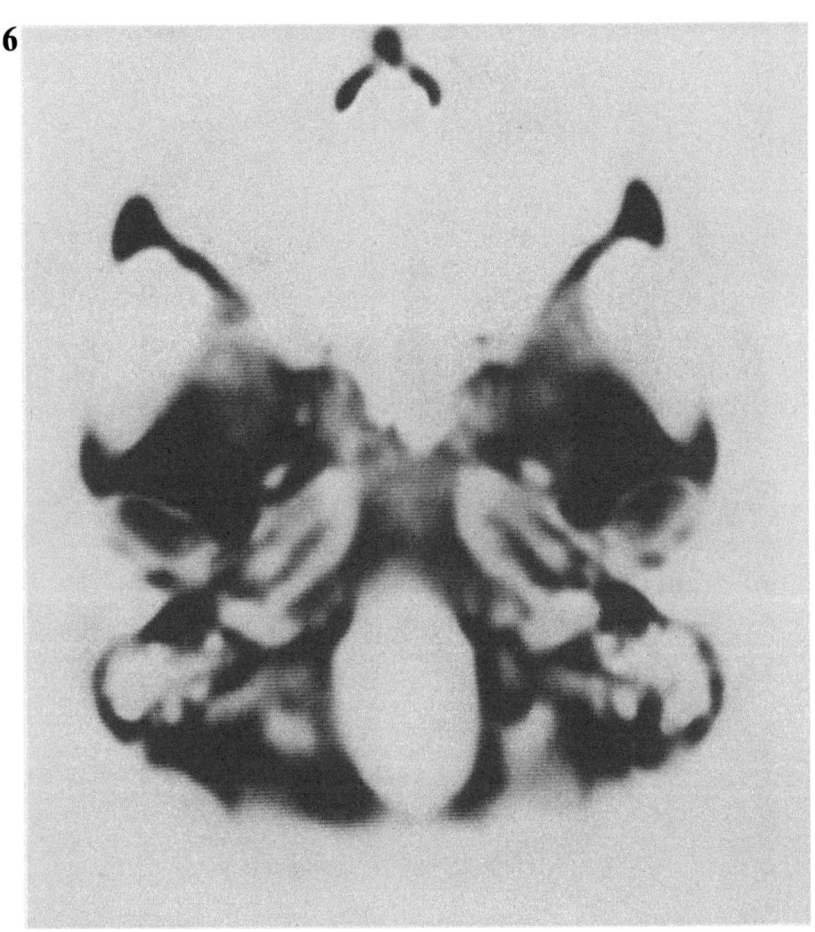

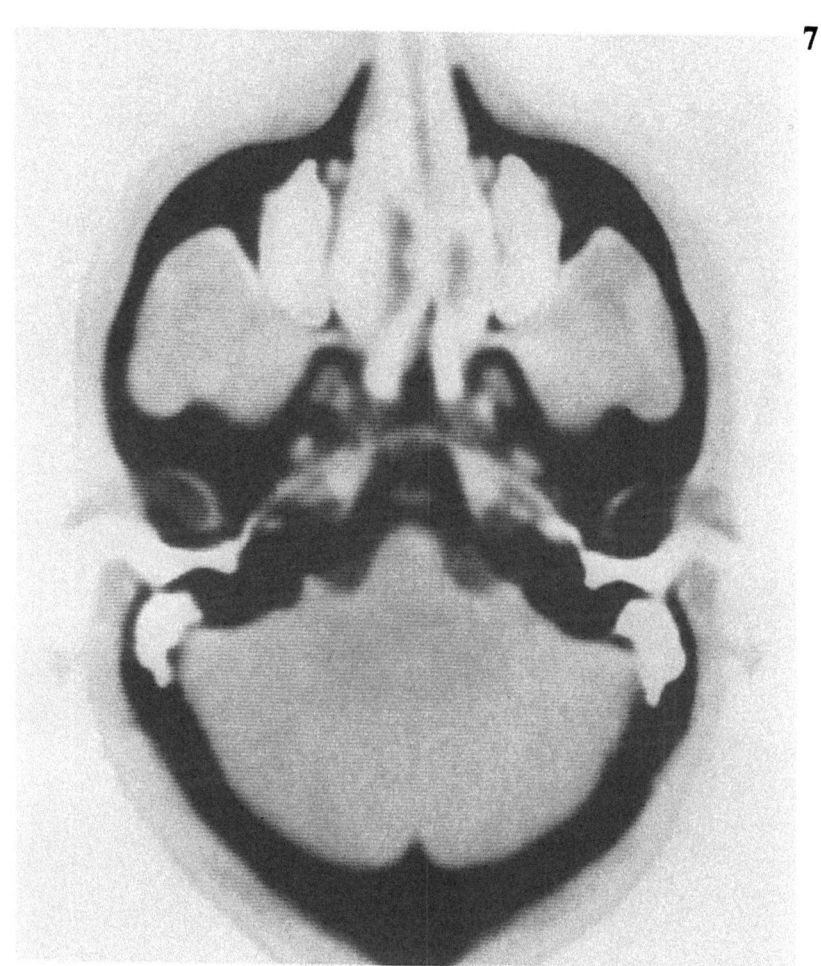

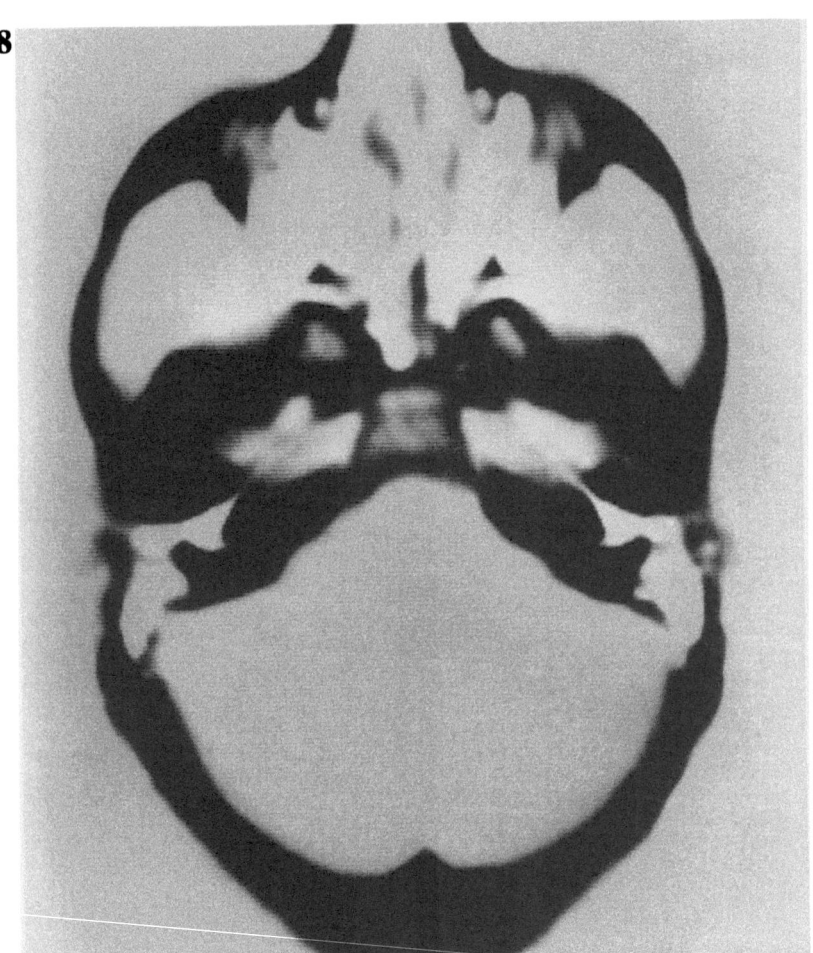

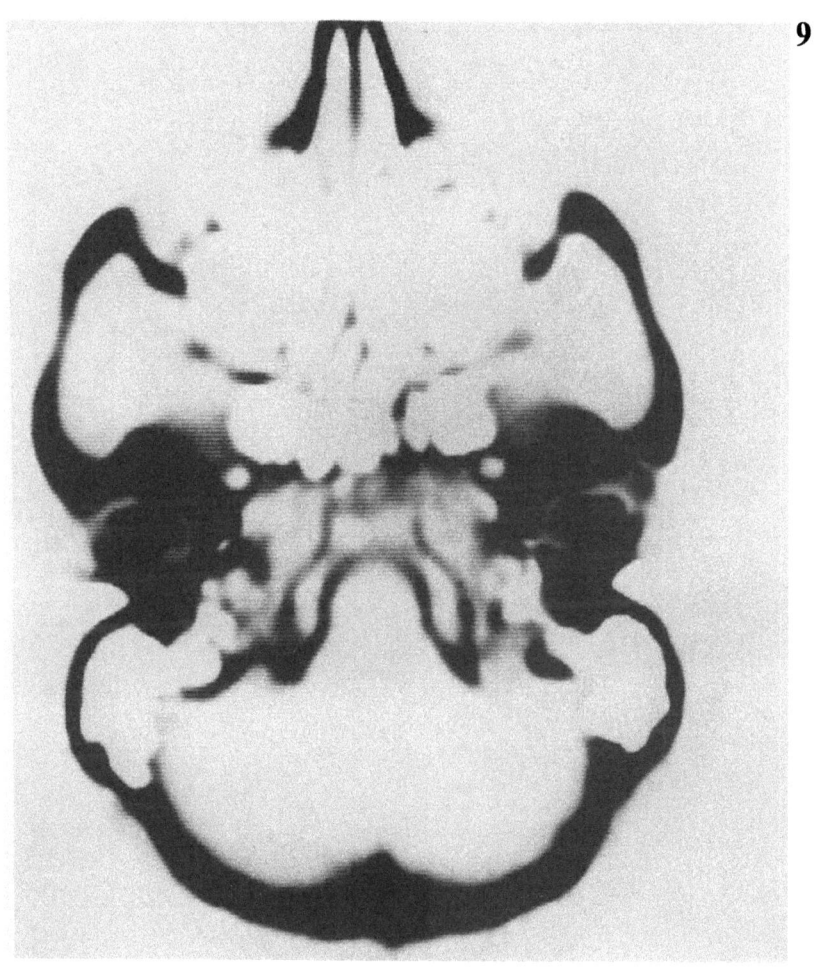

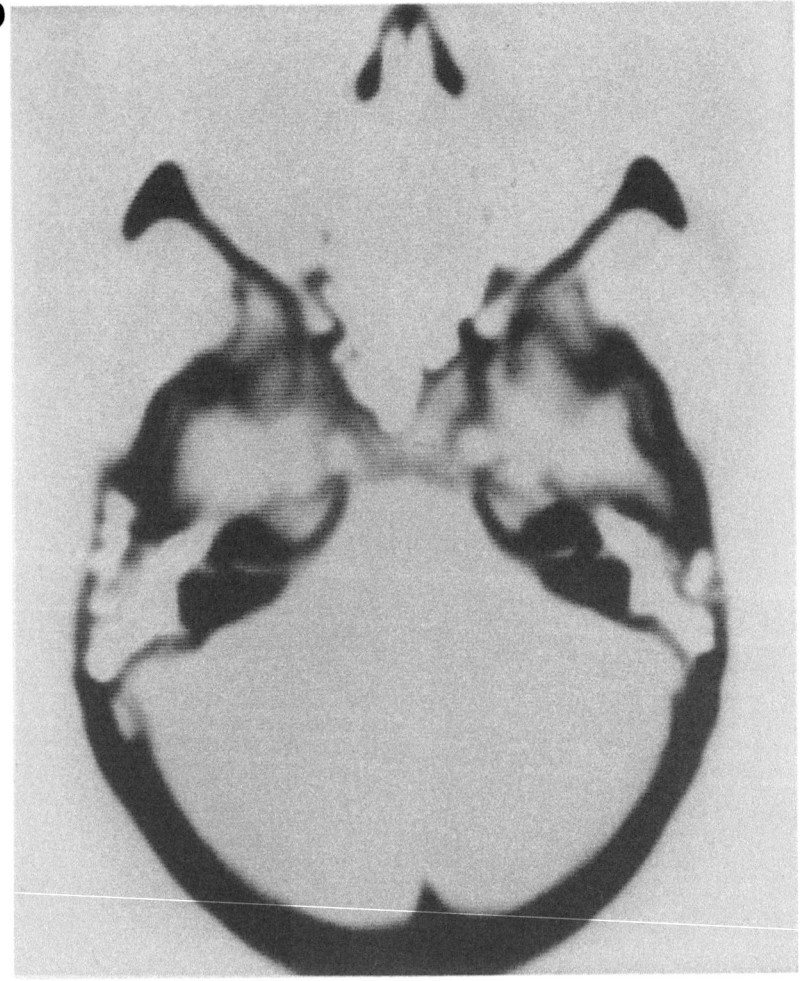

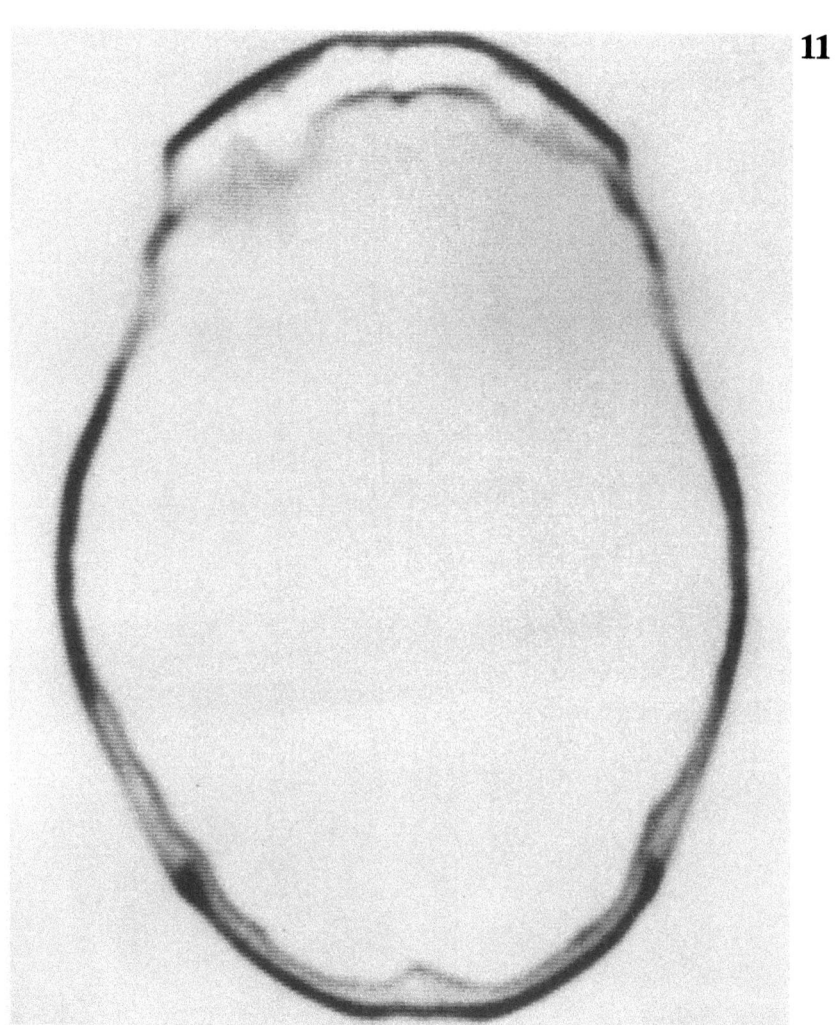

11

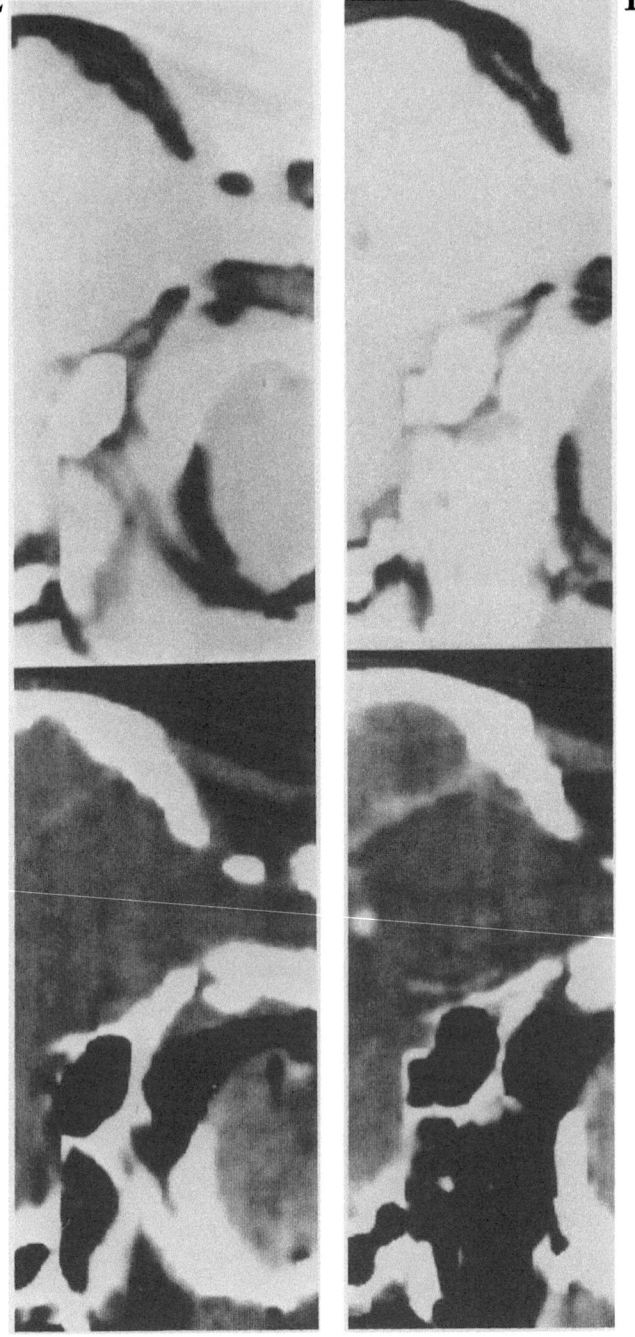

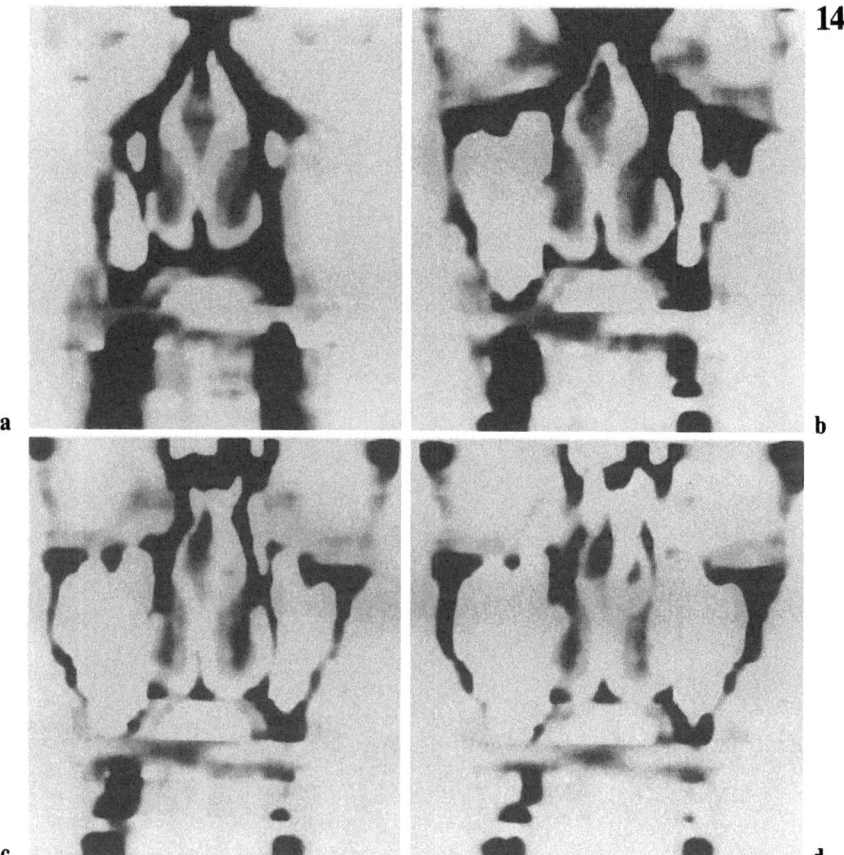

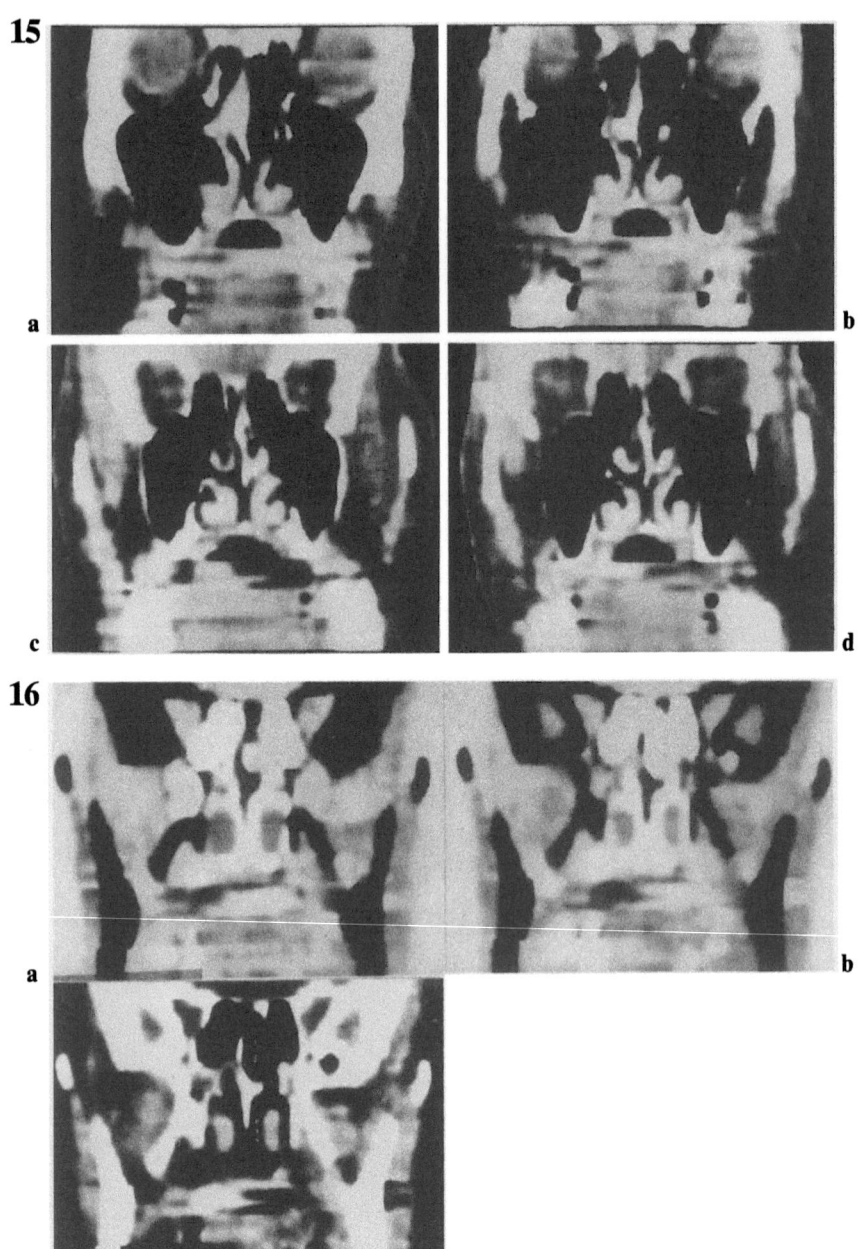

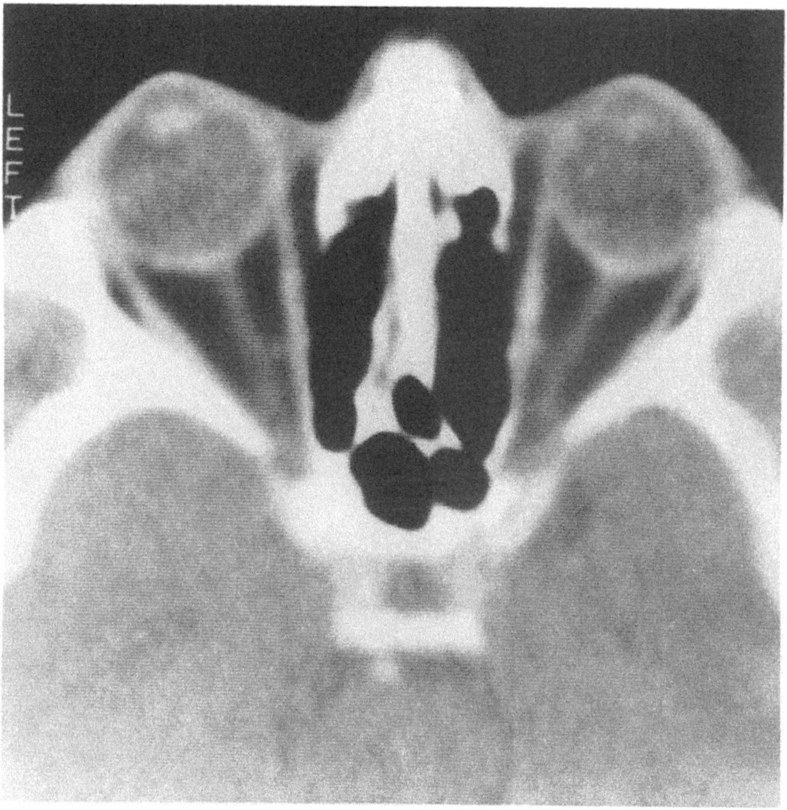

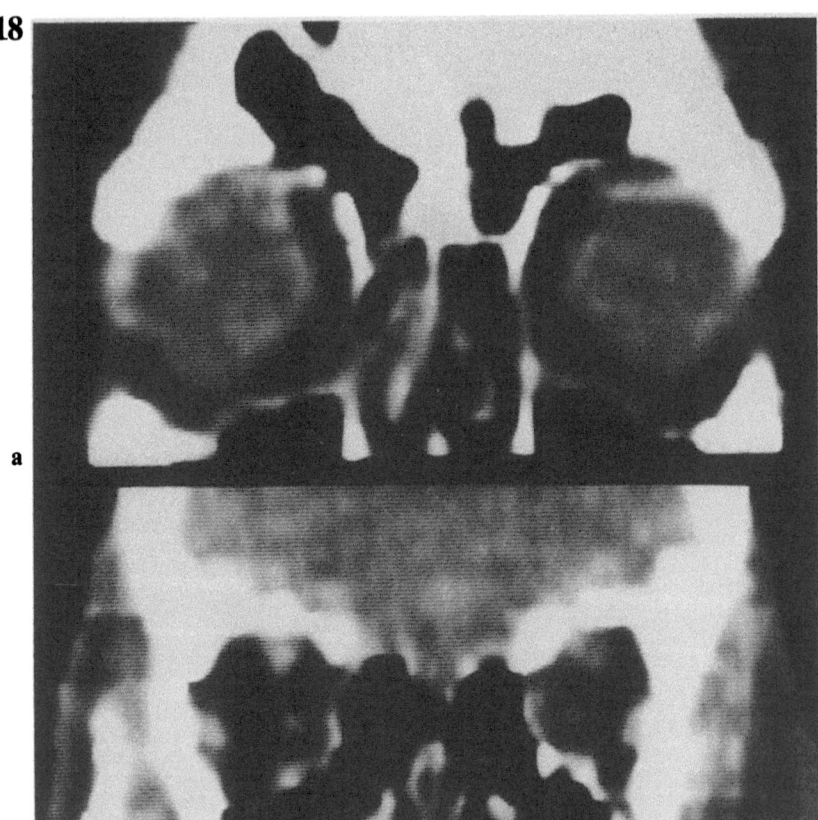

19

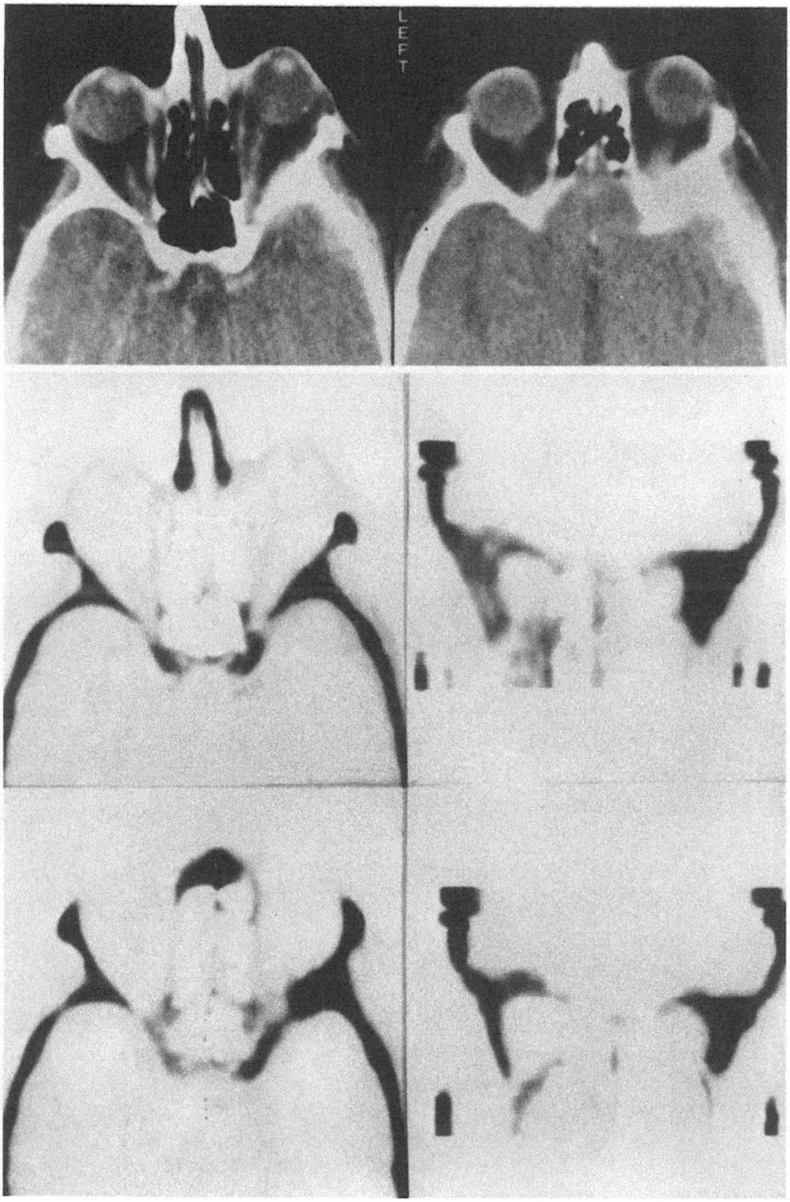

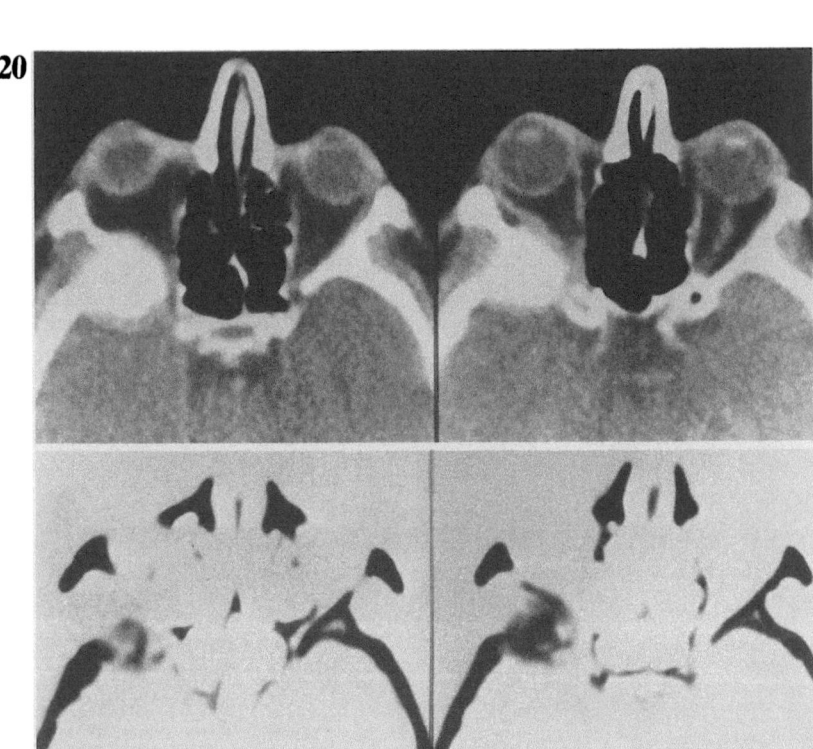

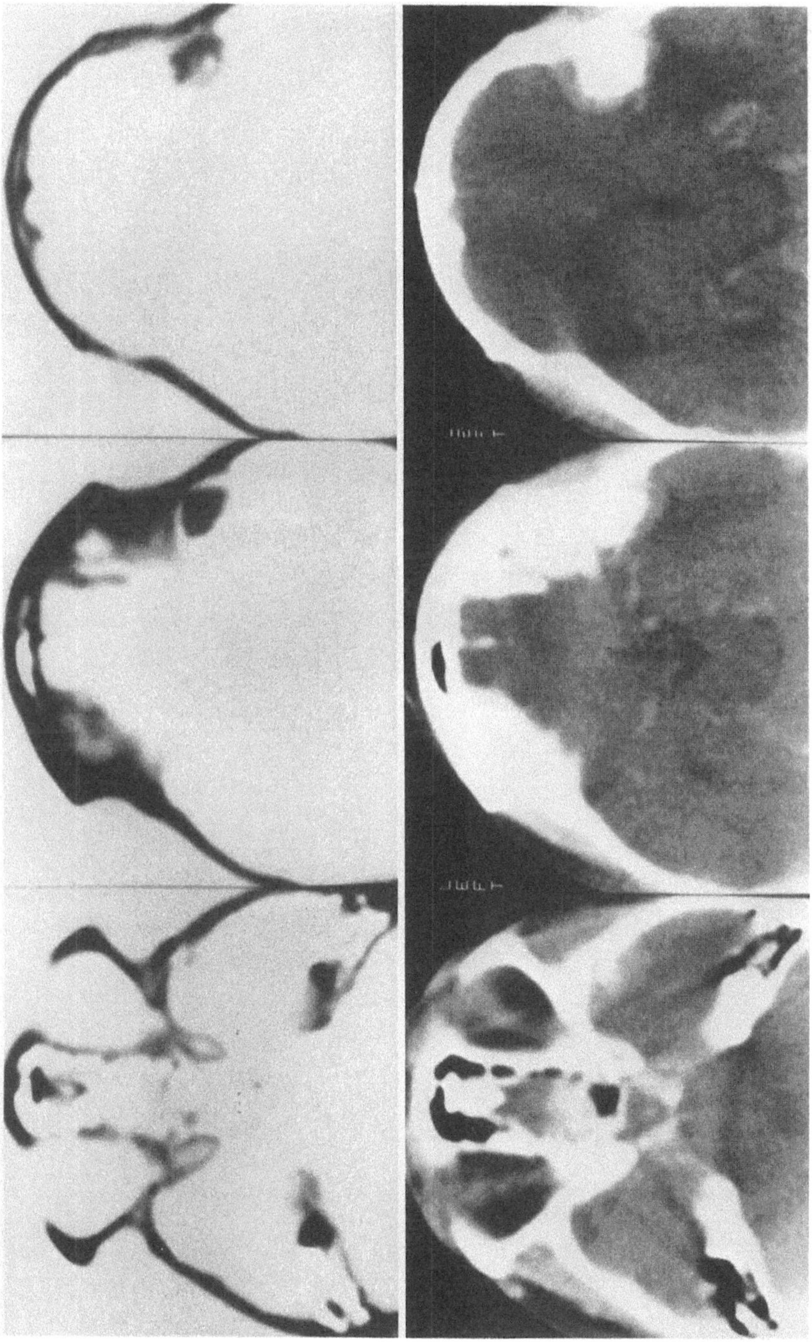

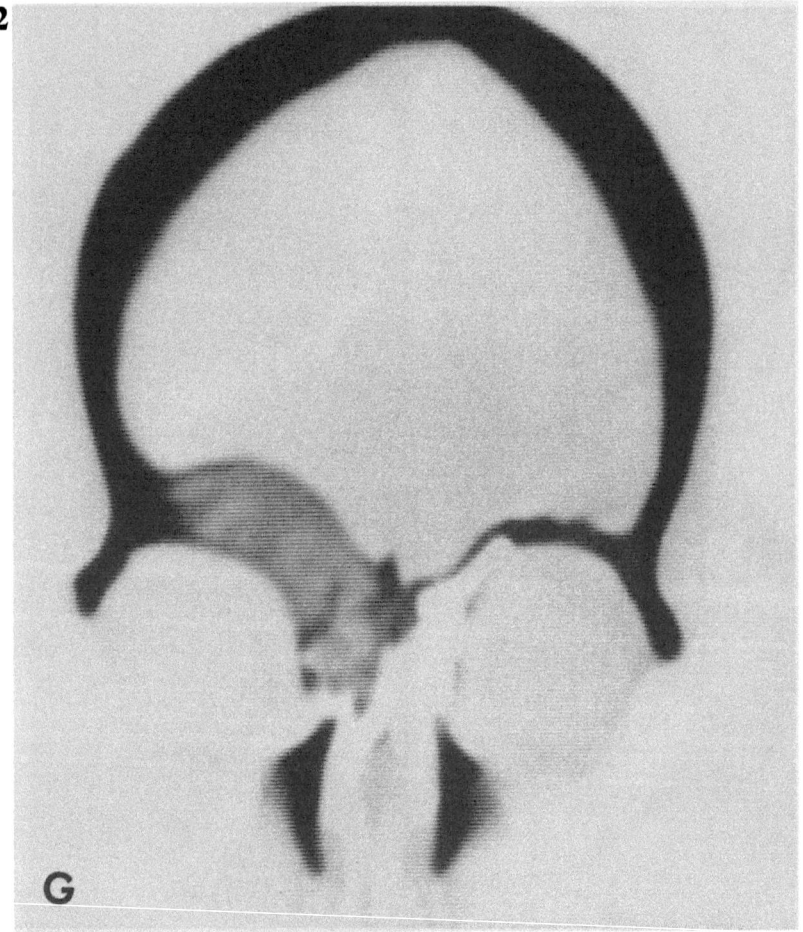

G

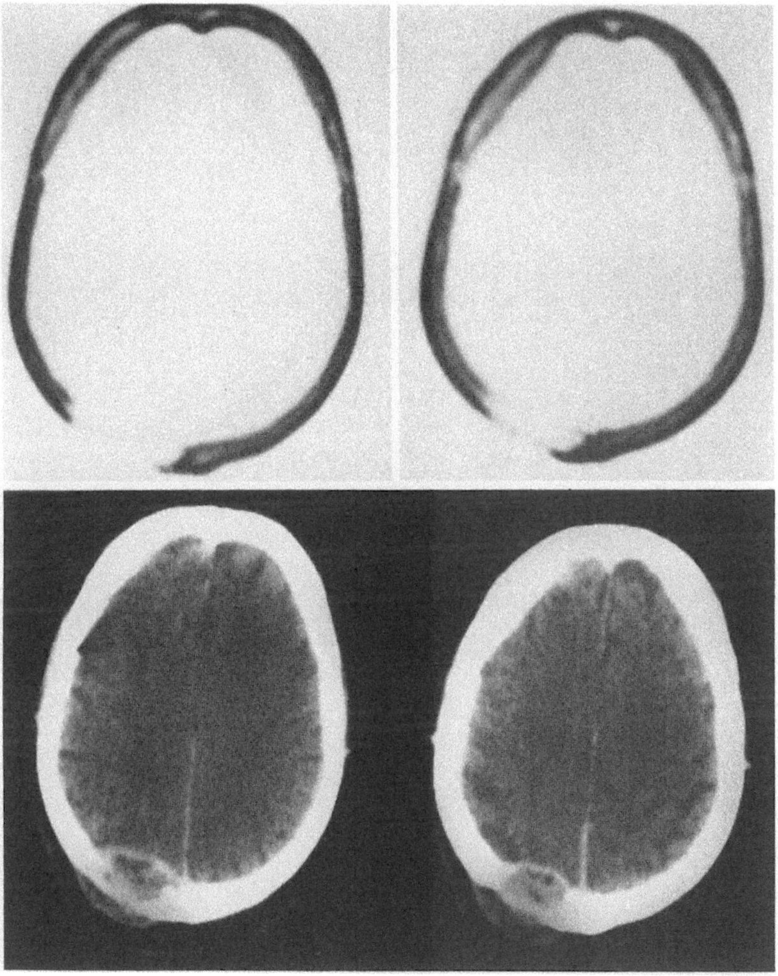

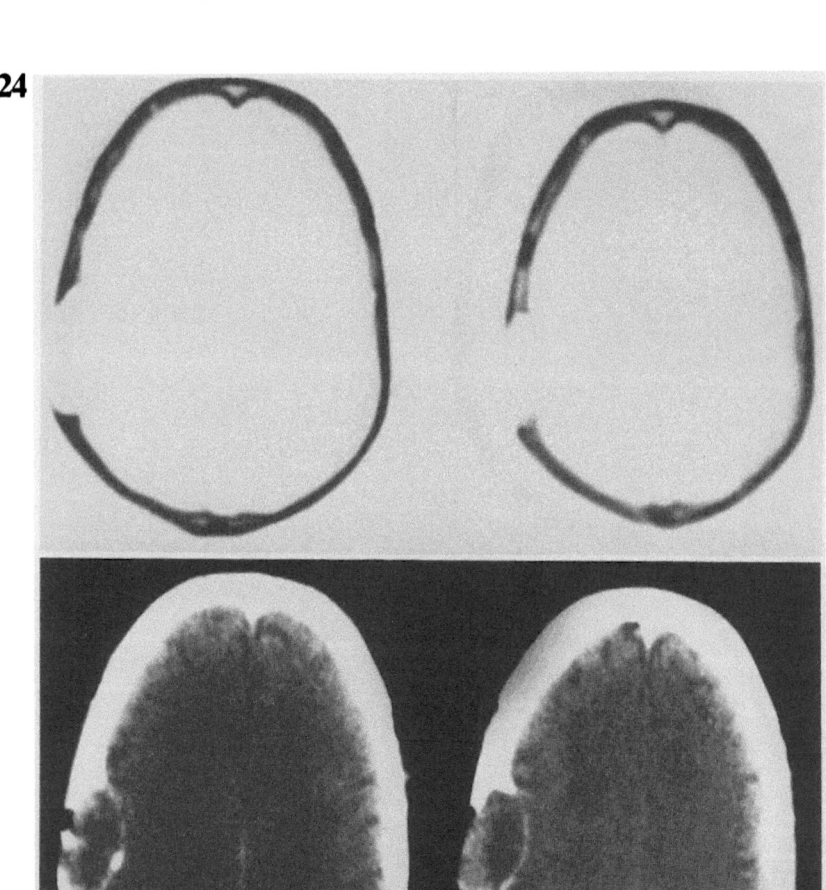

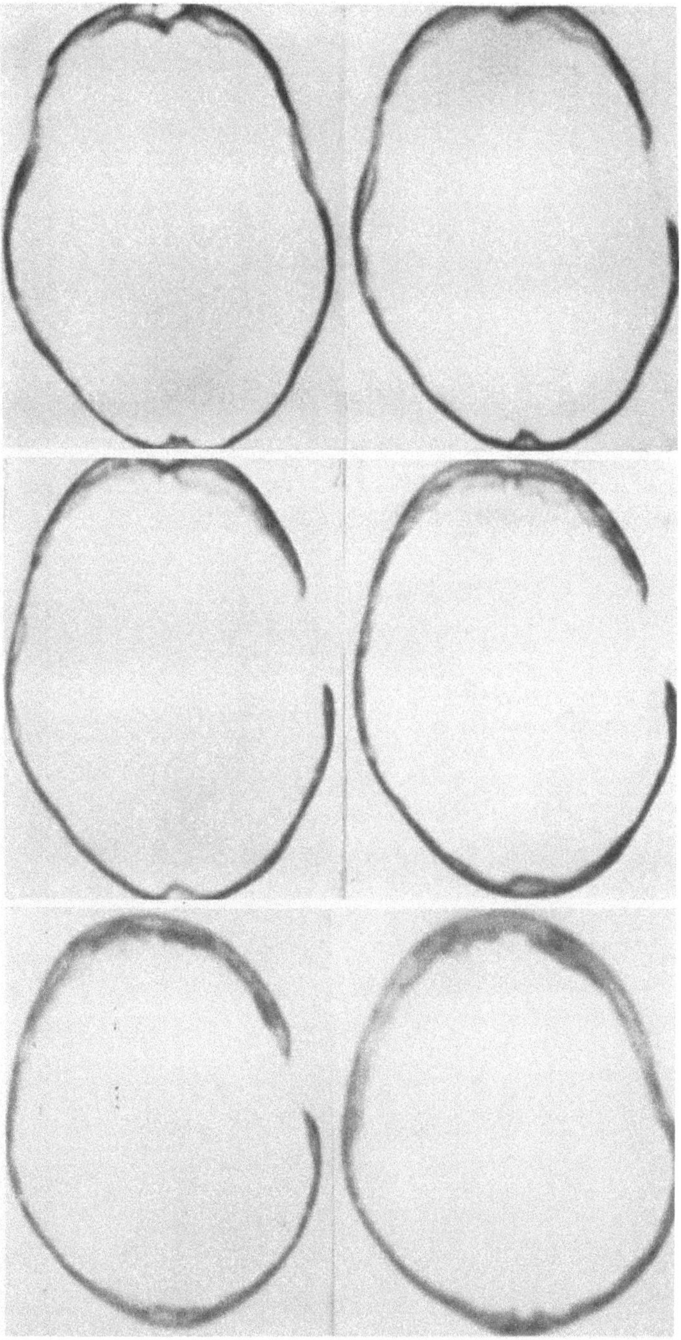

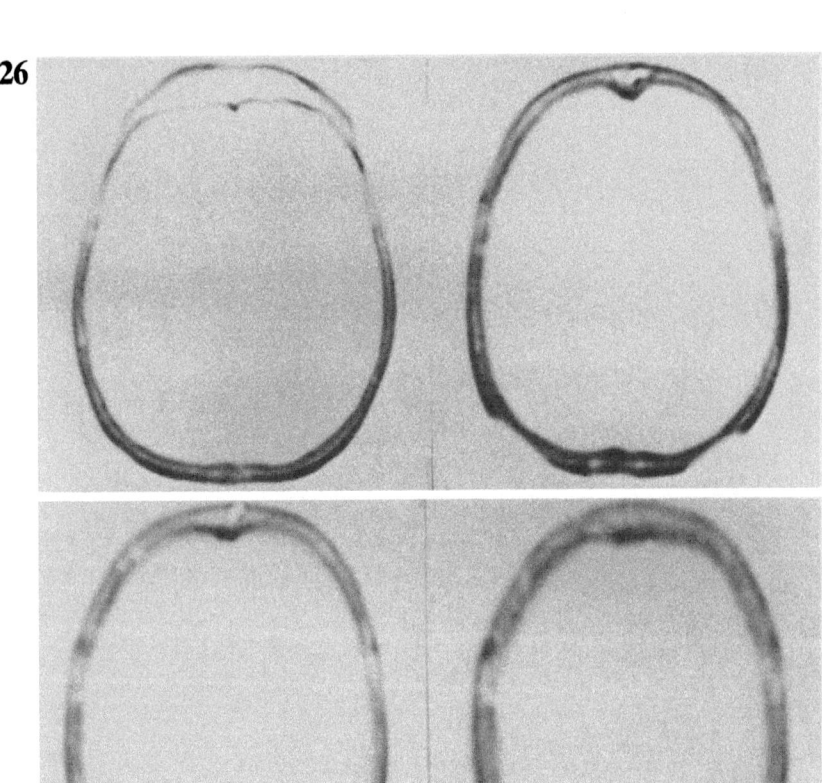

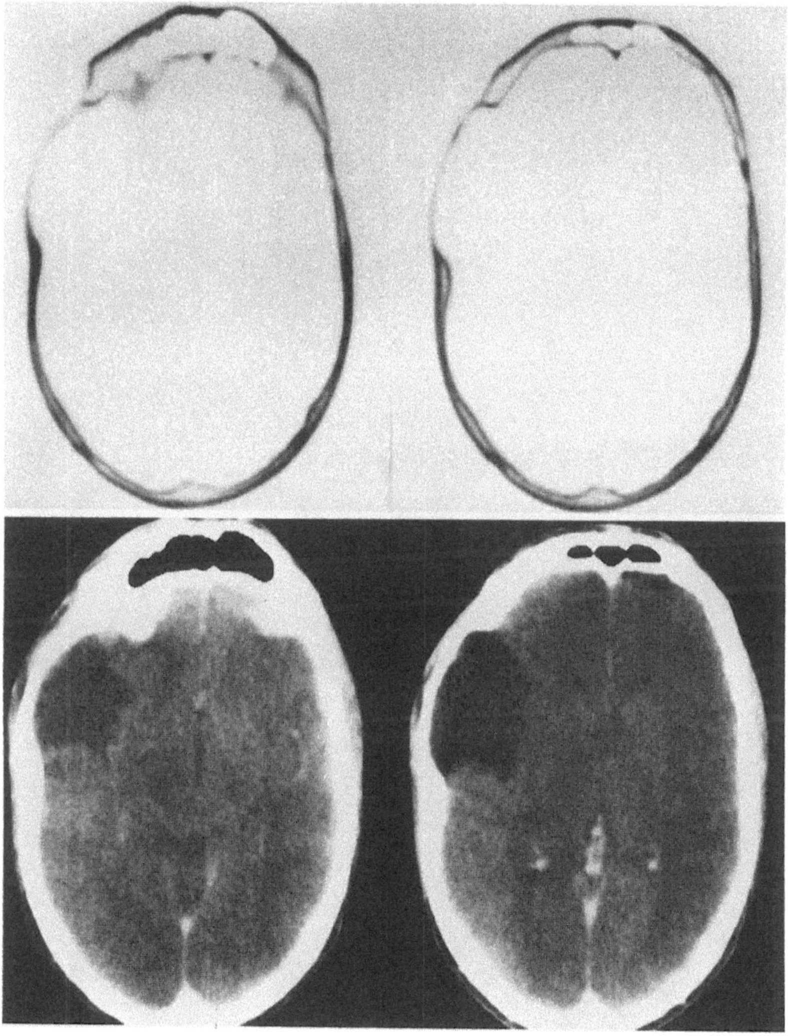

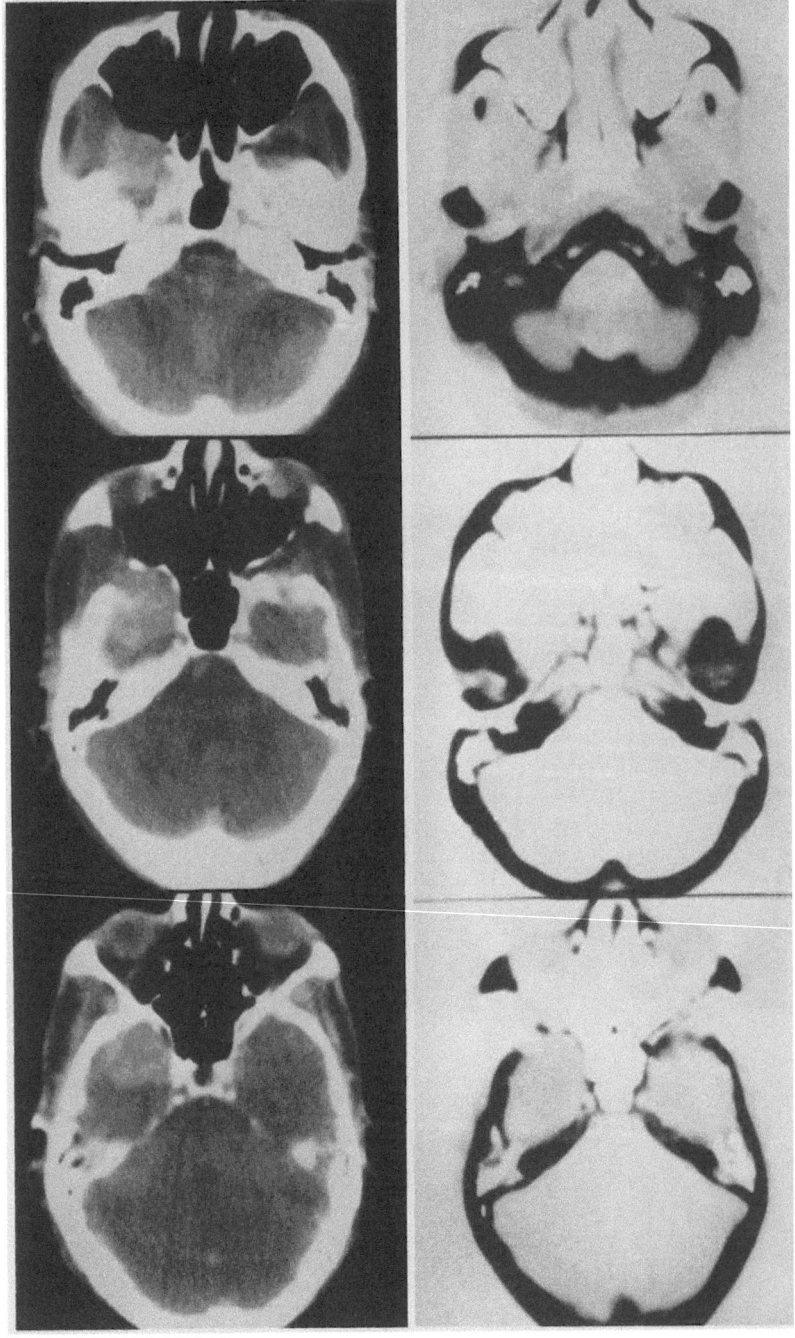

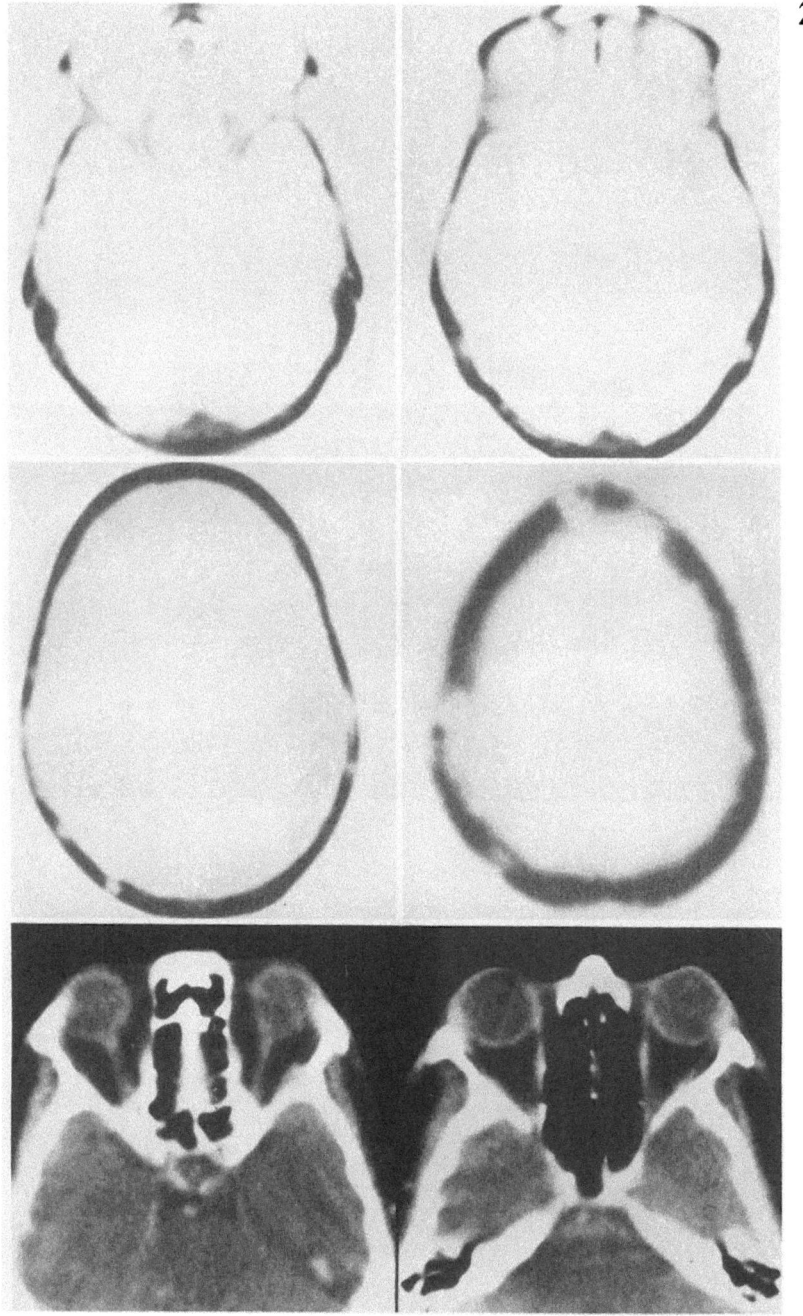

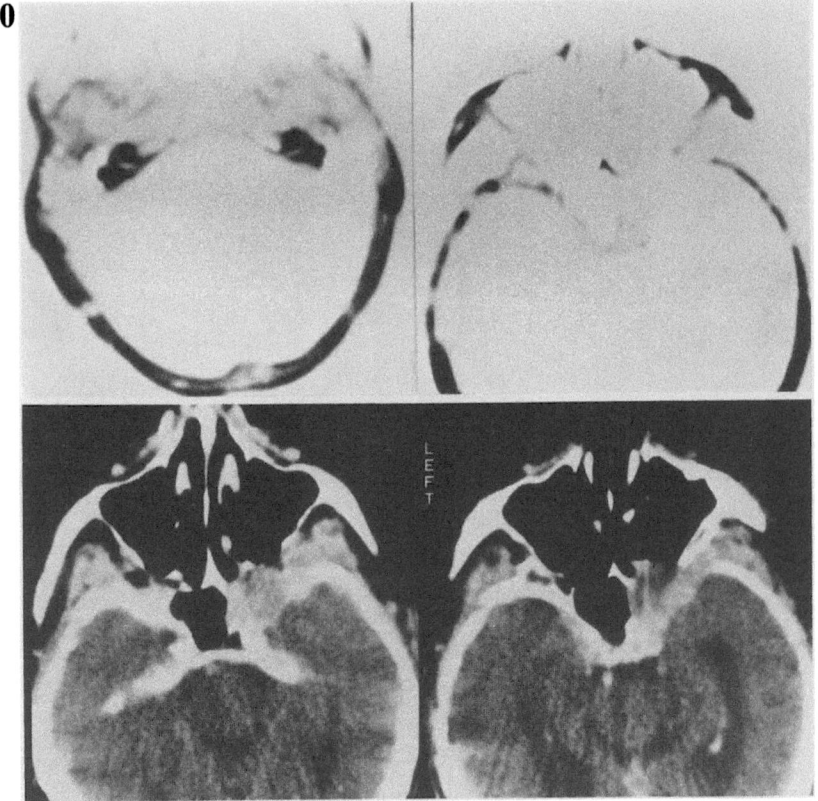

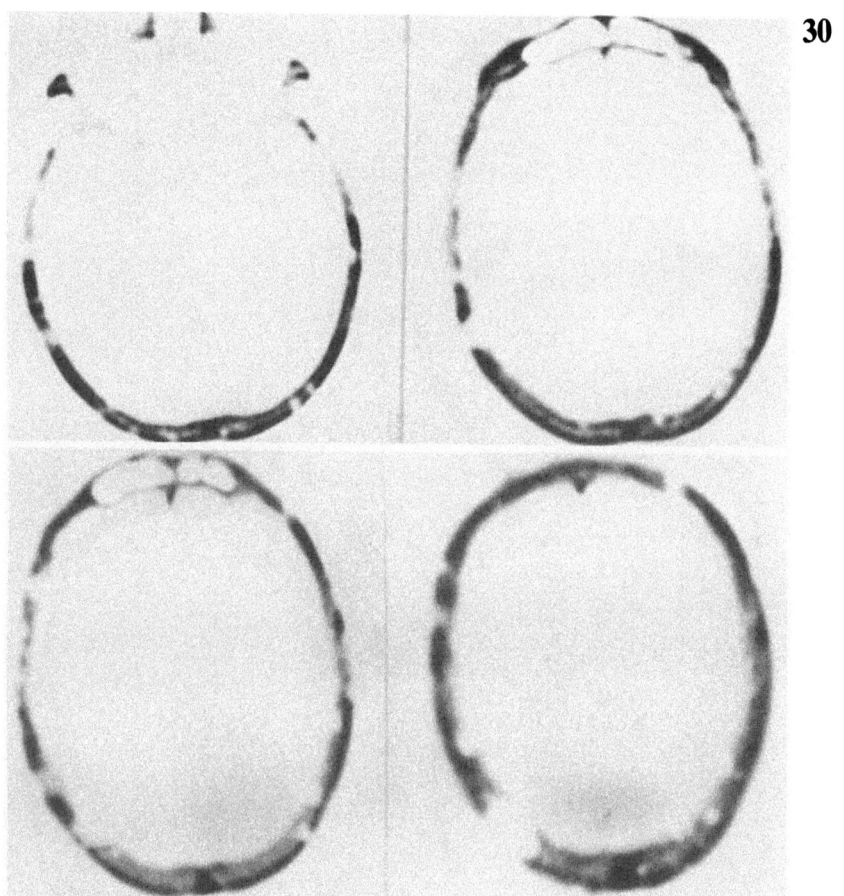

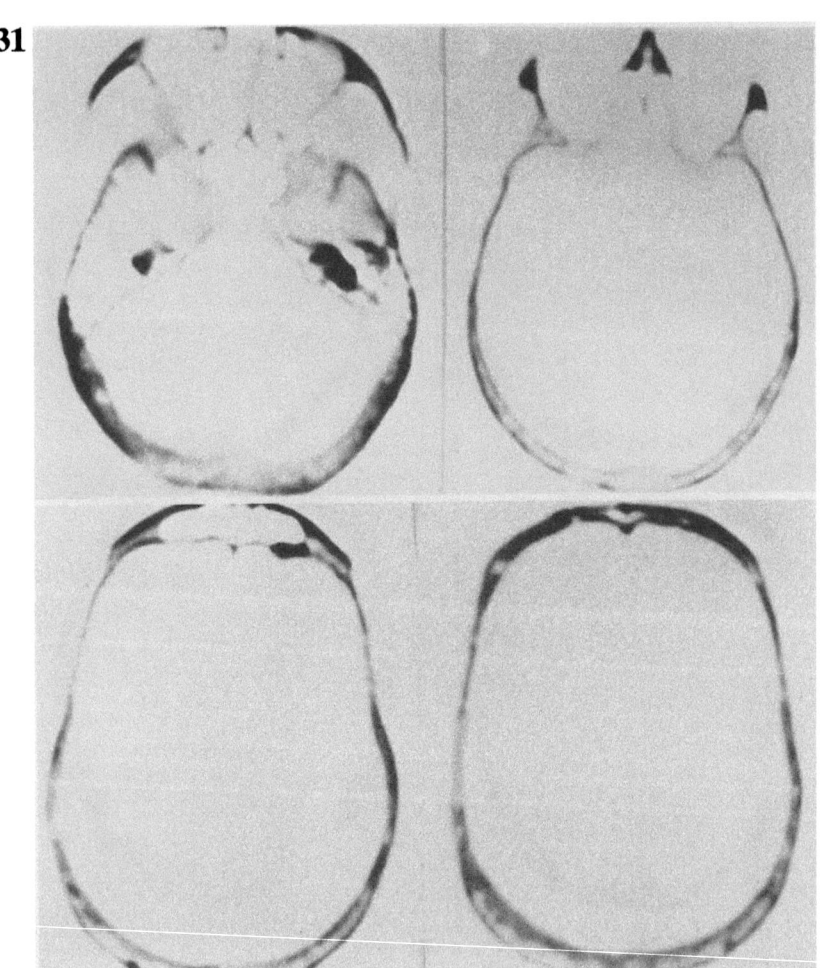

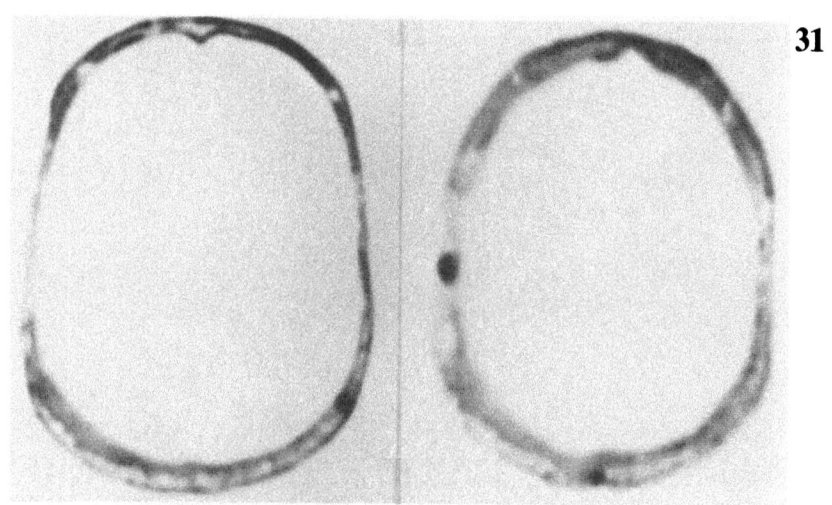

32

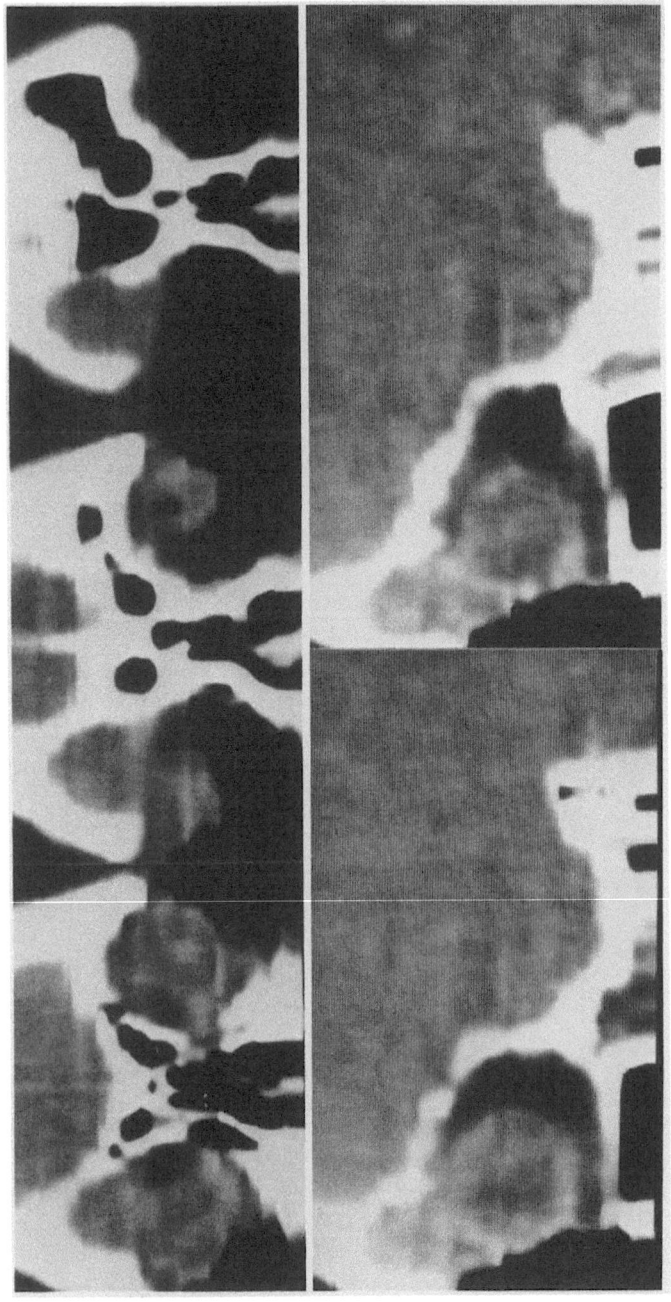

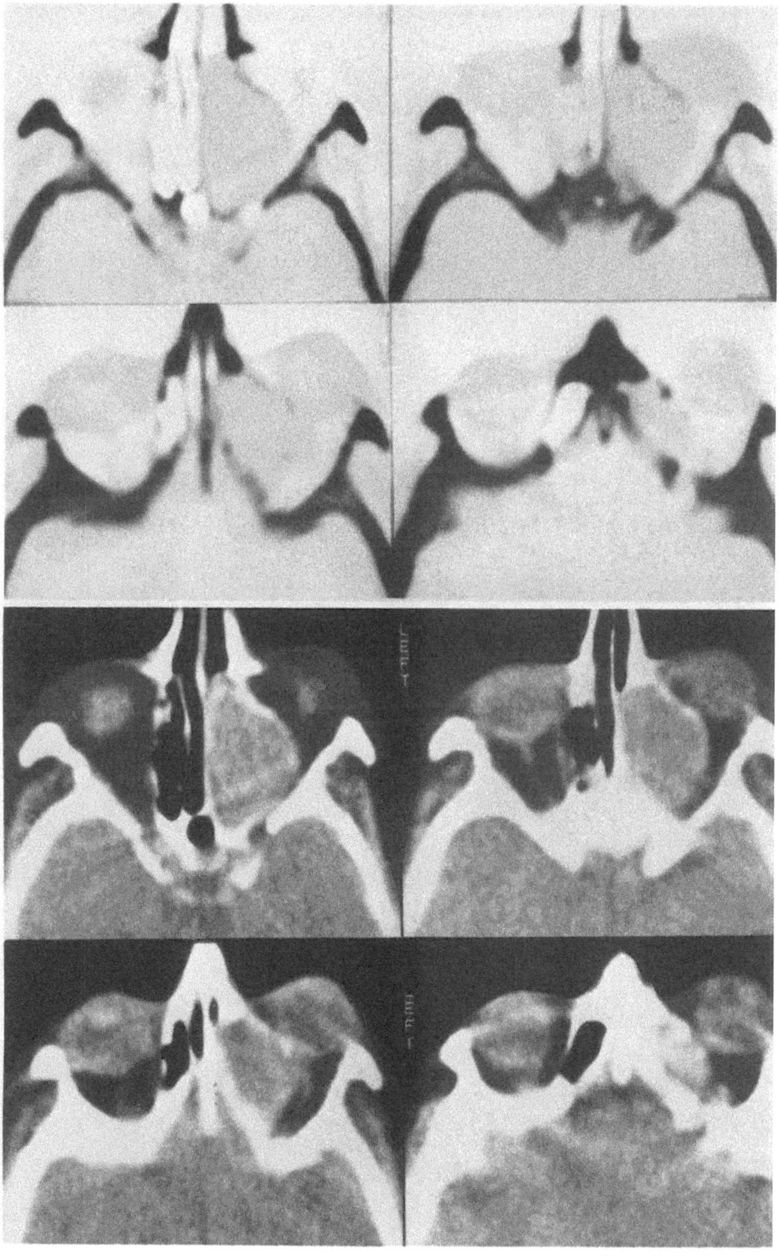

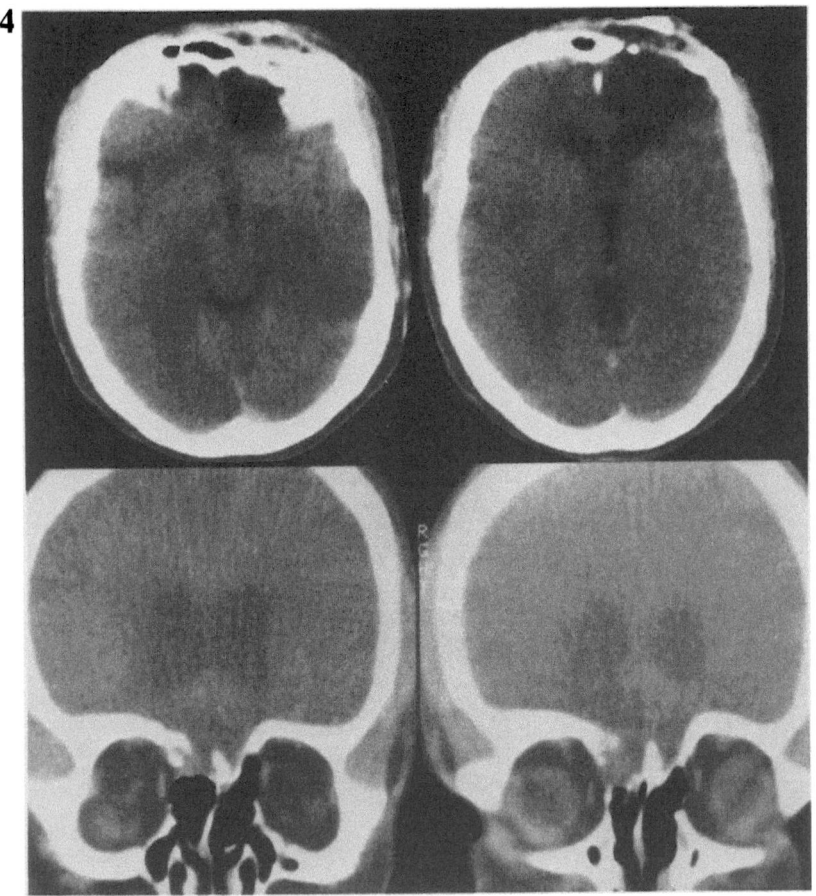

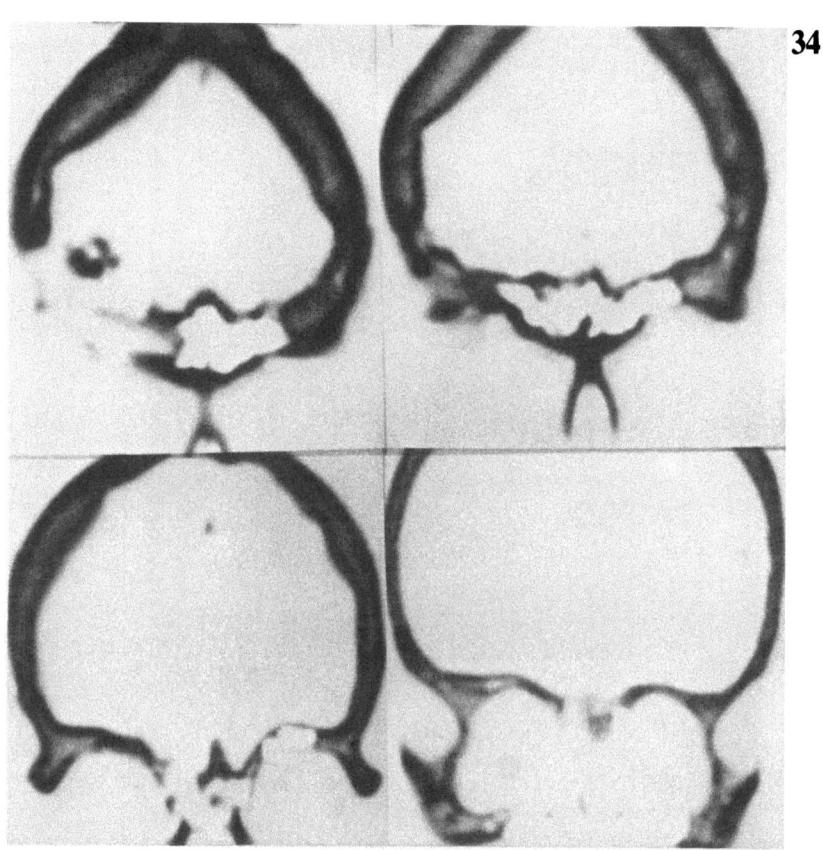

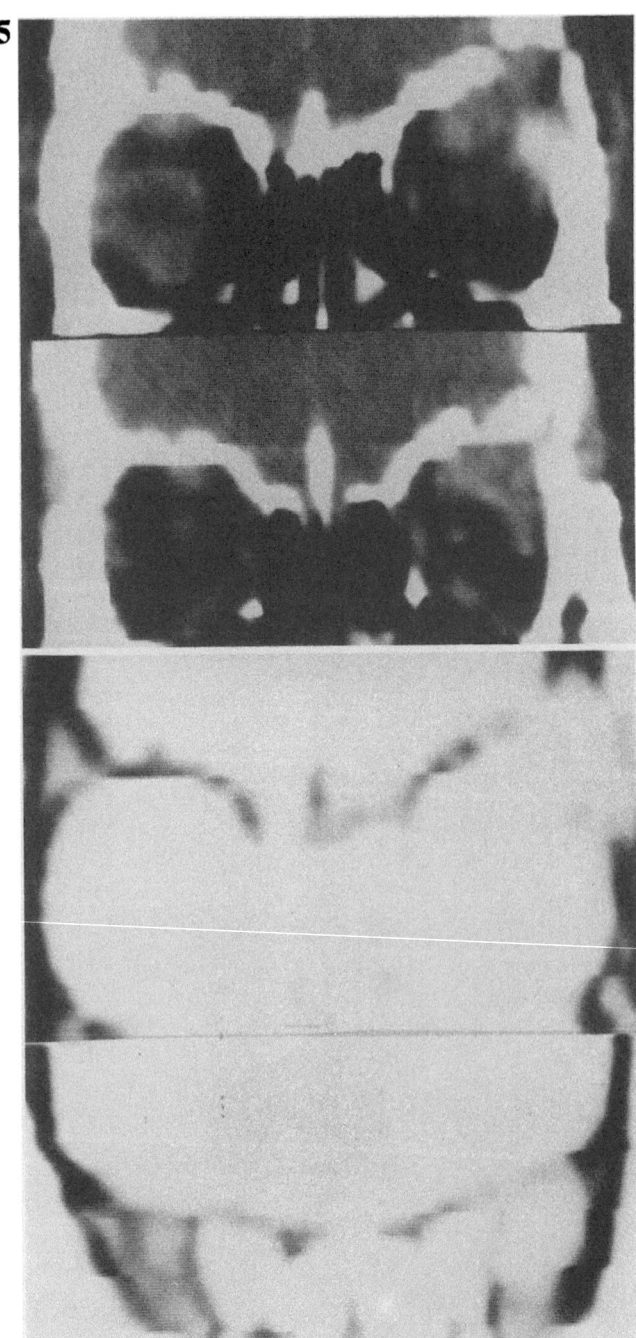

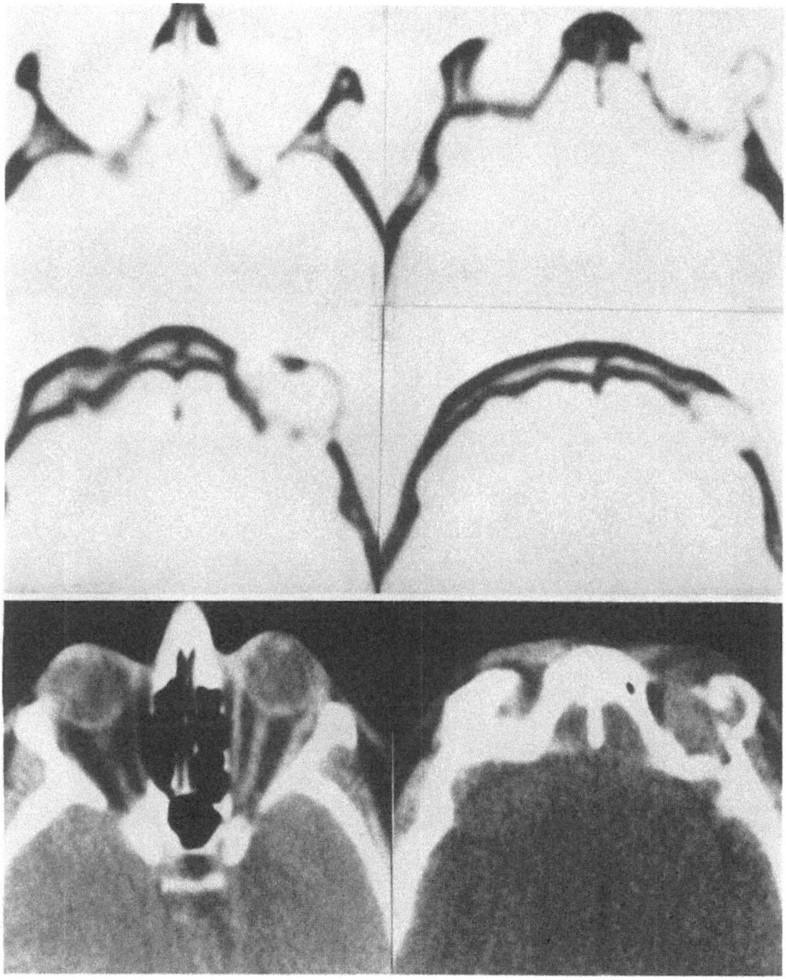

36

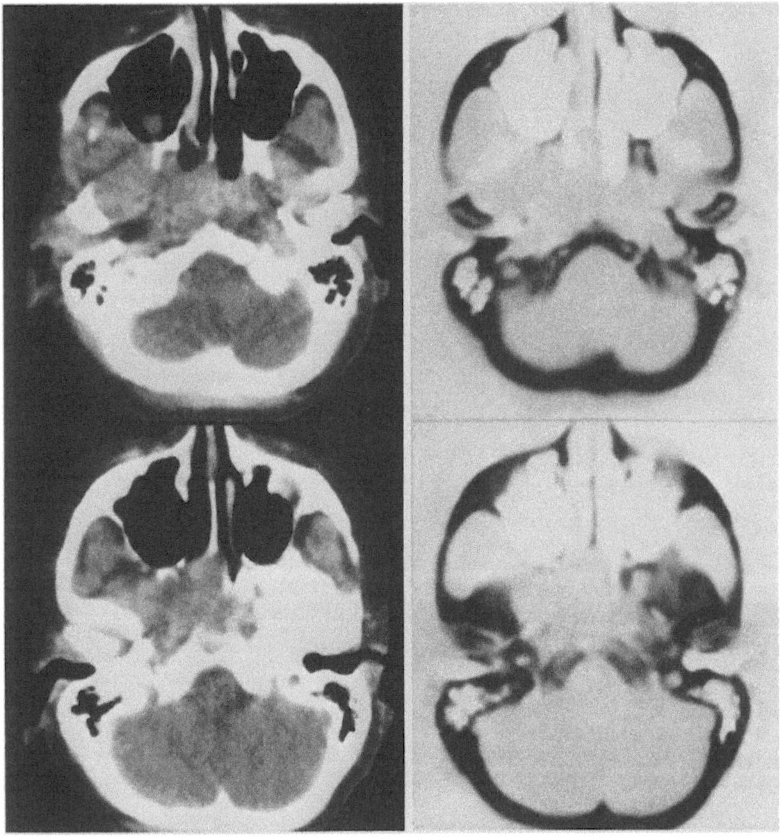

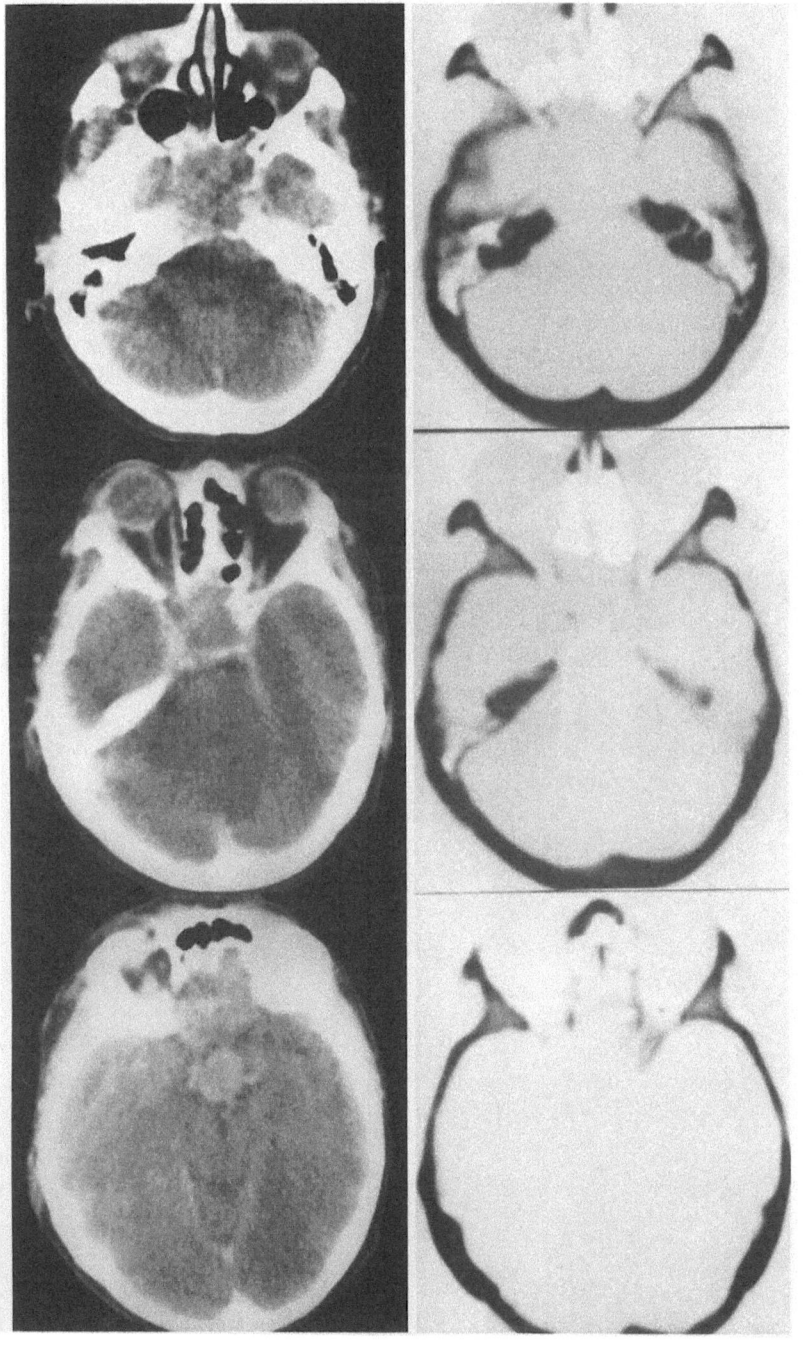

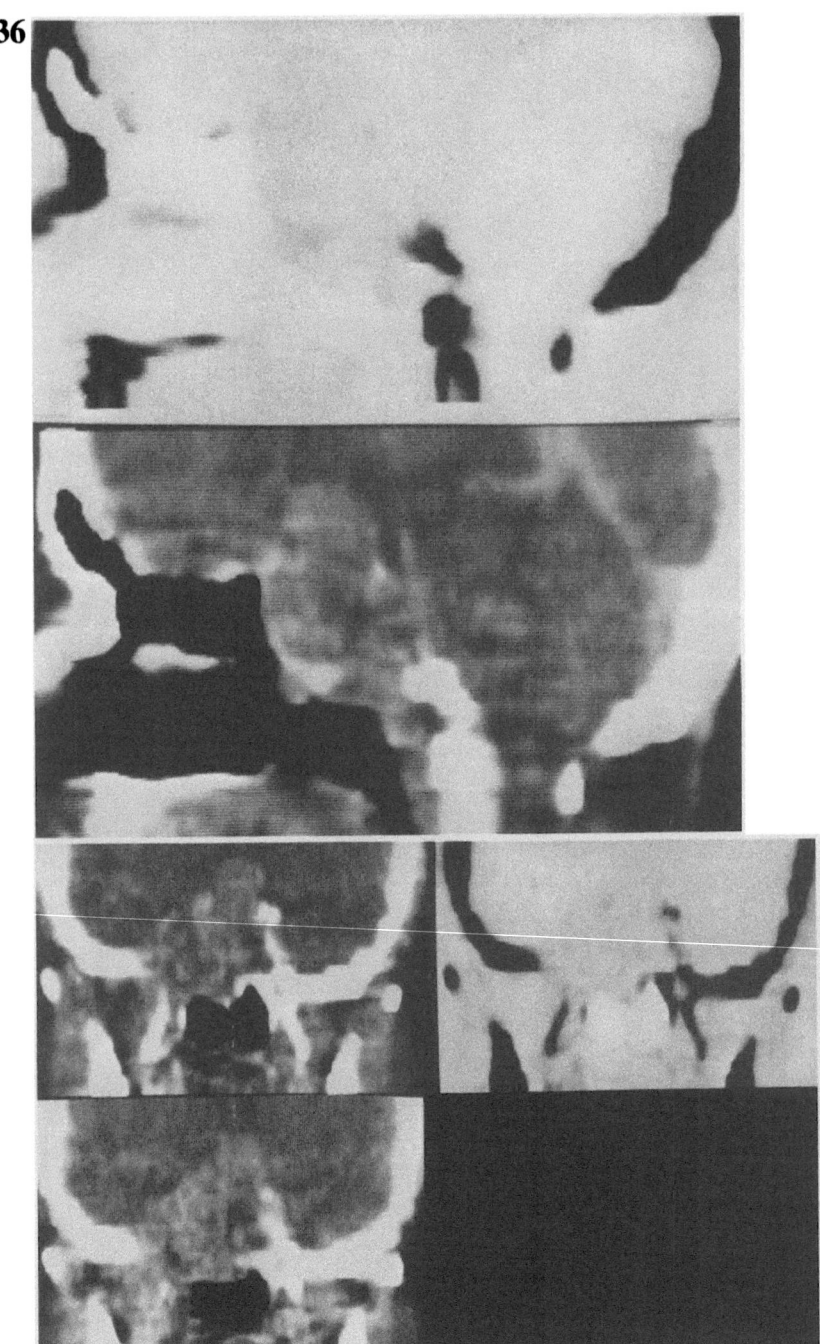

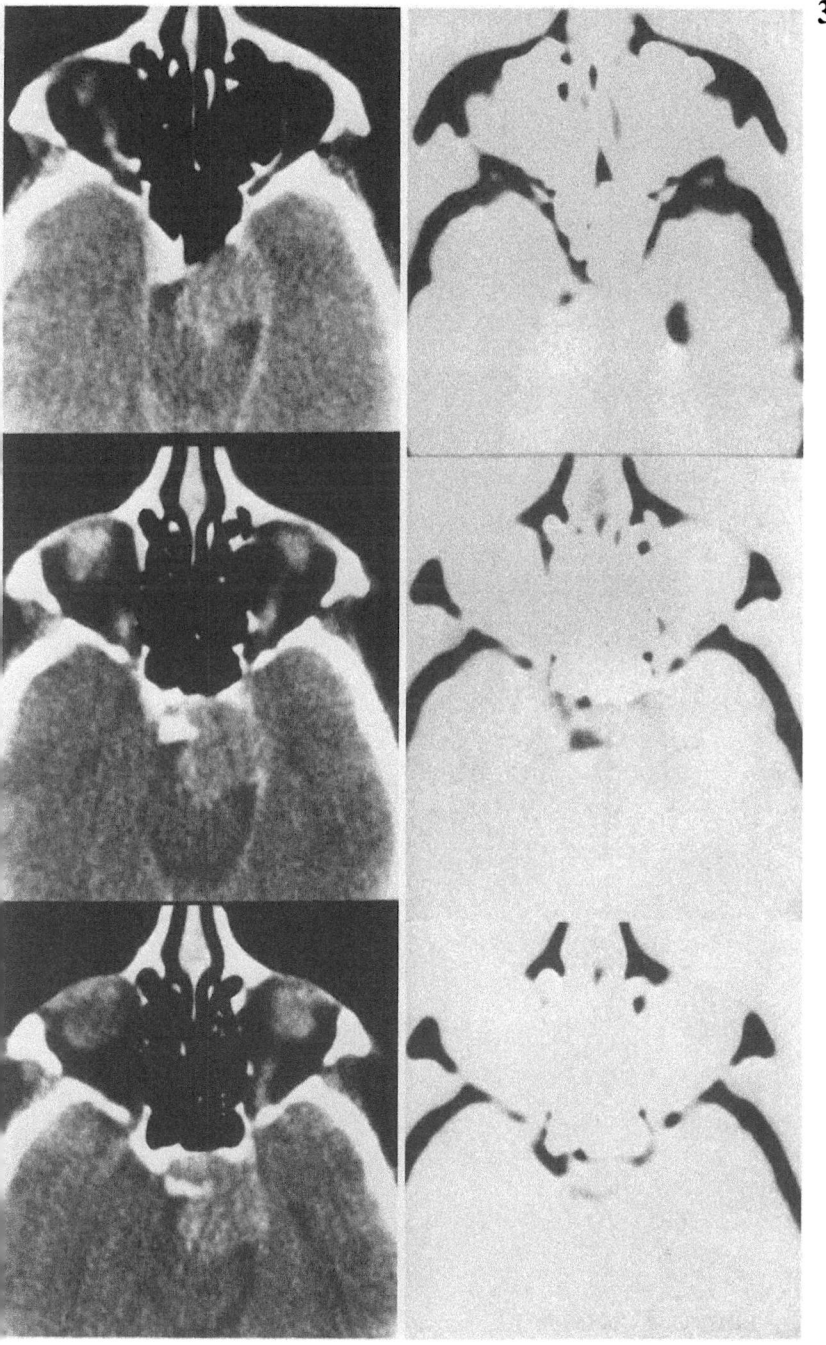

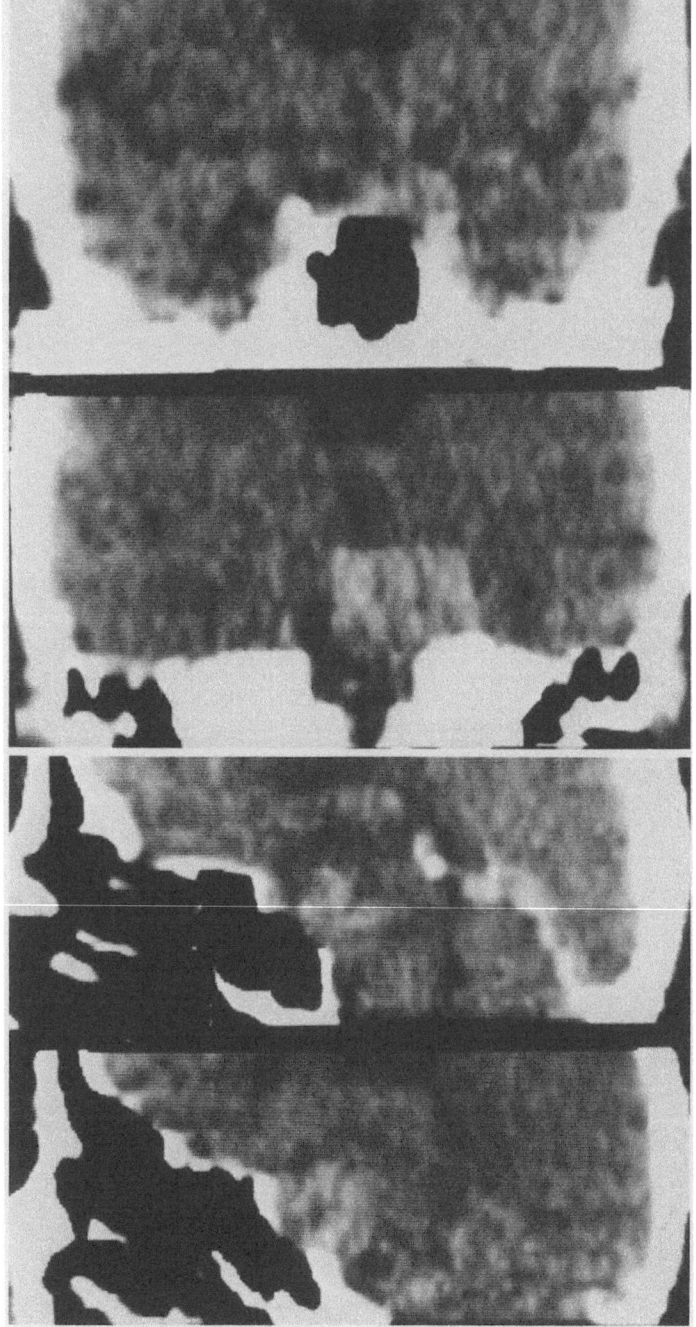

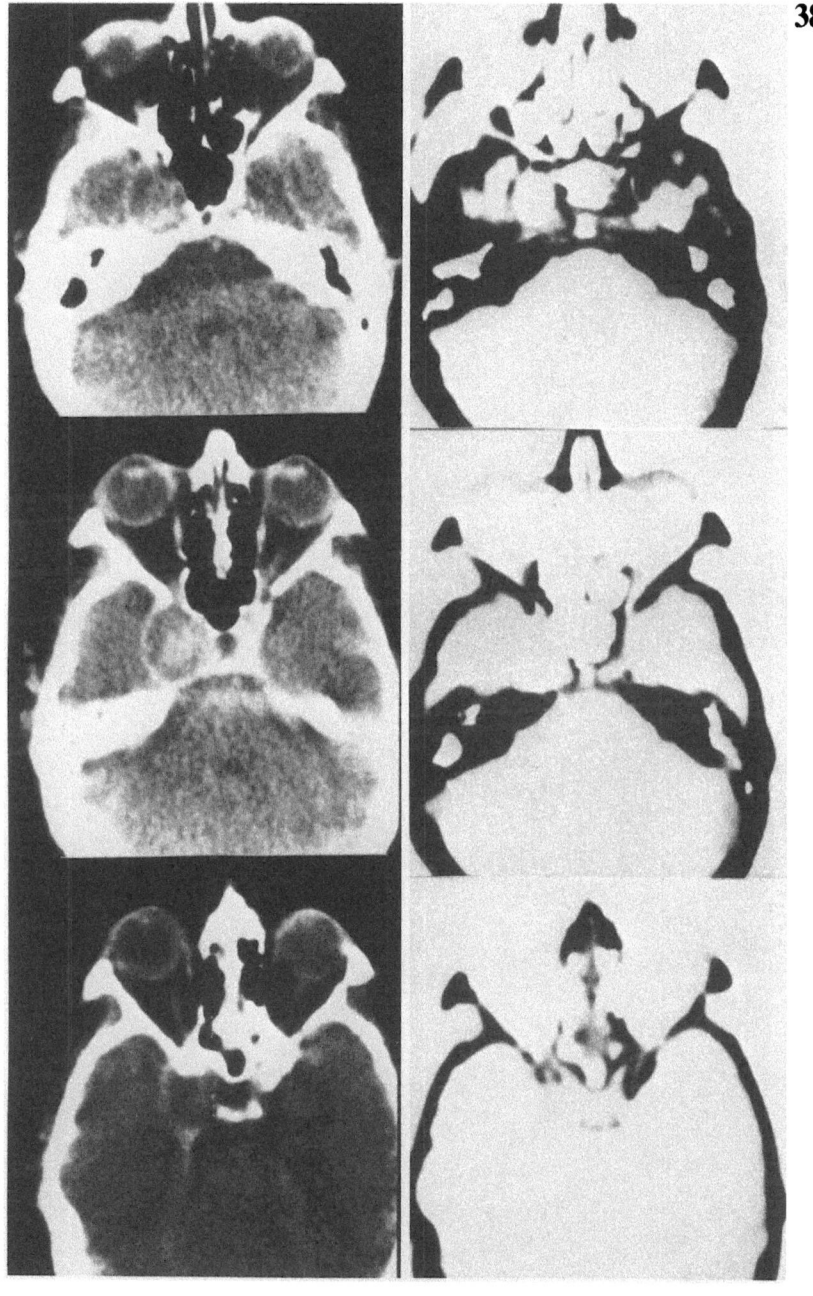

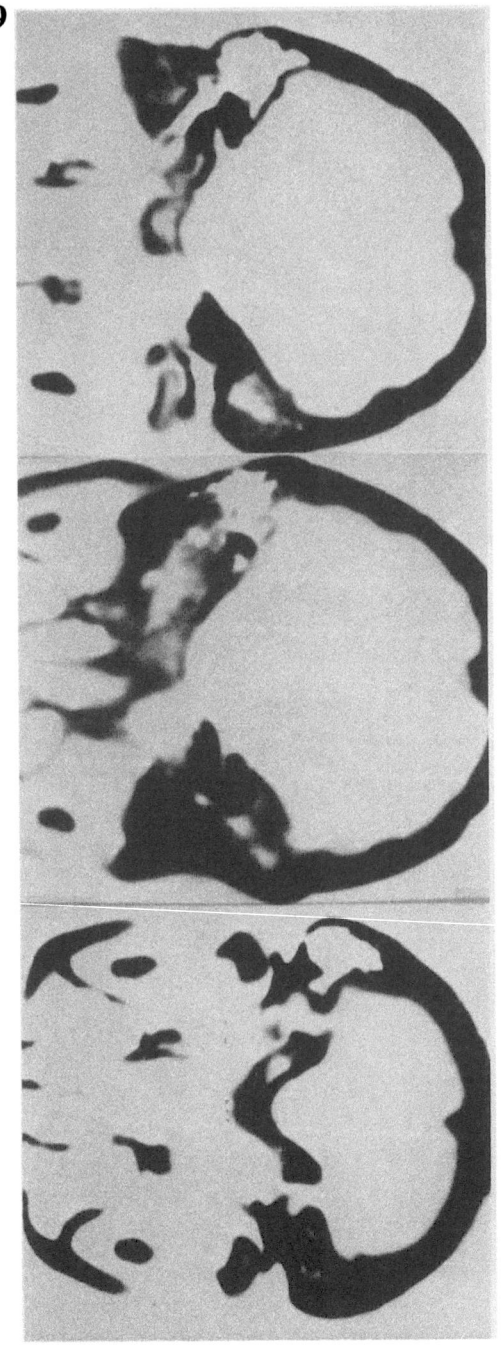

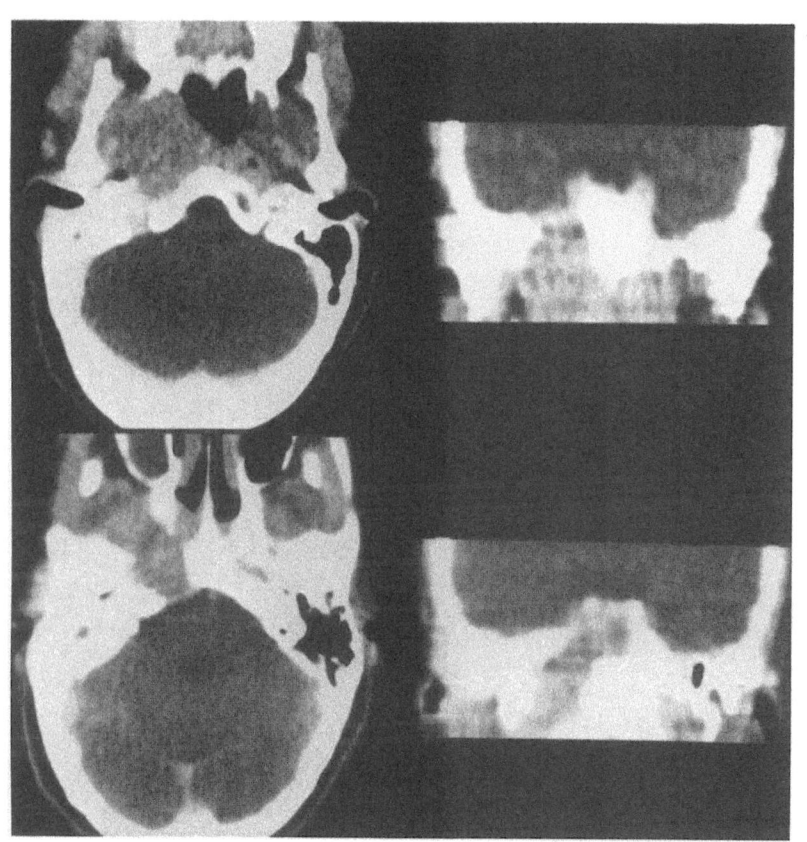

40

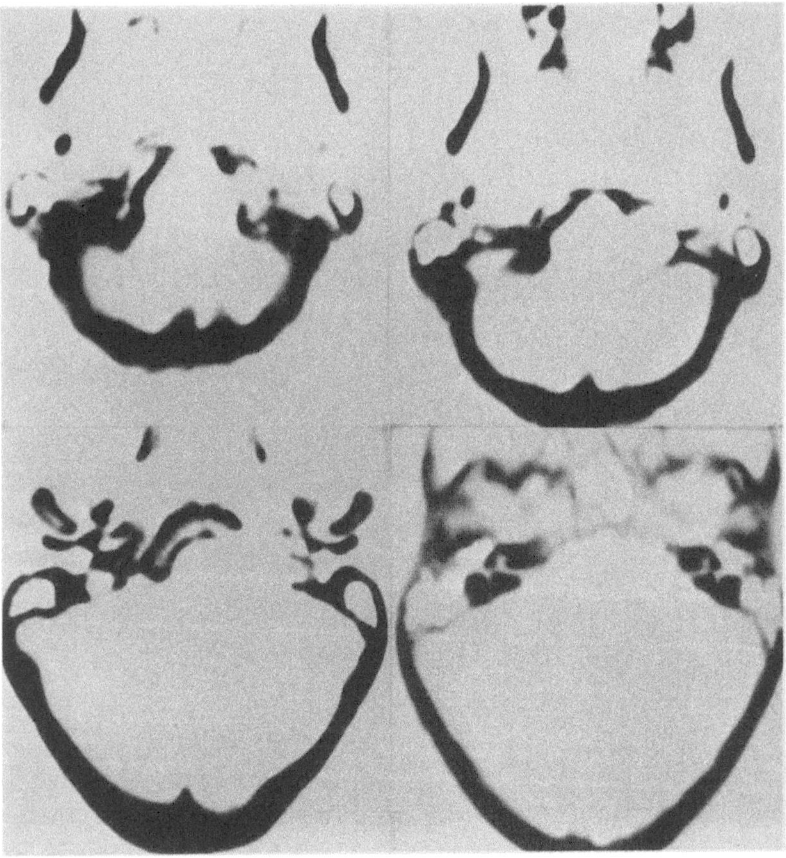

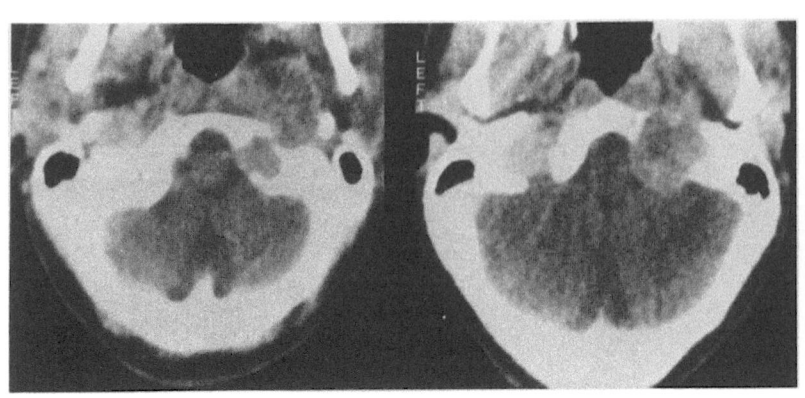

50

40

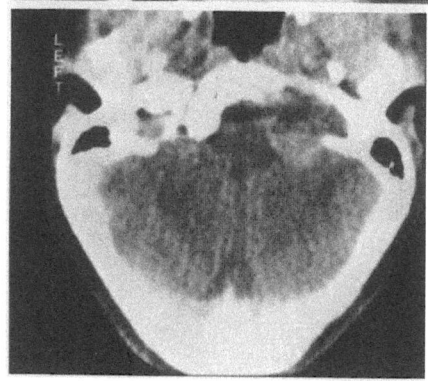

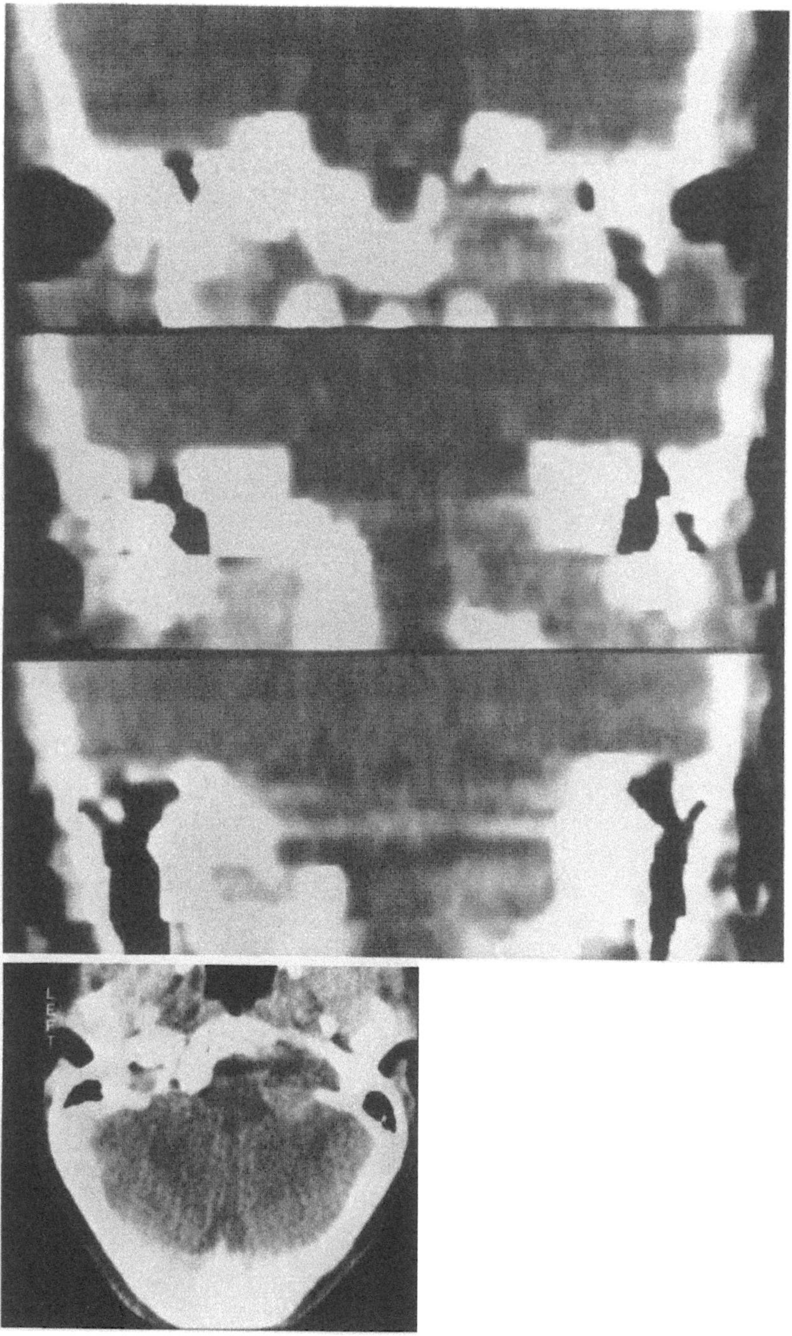

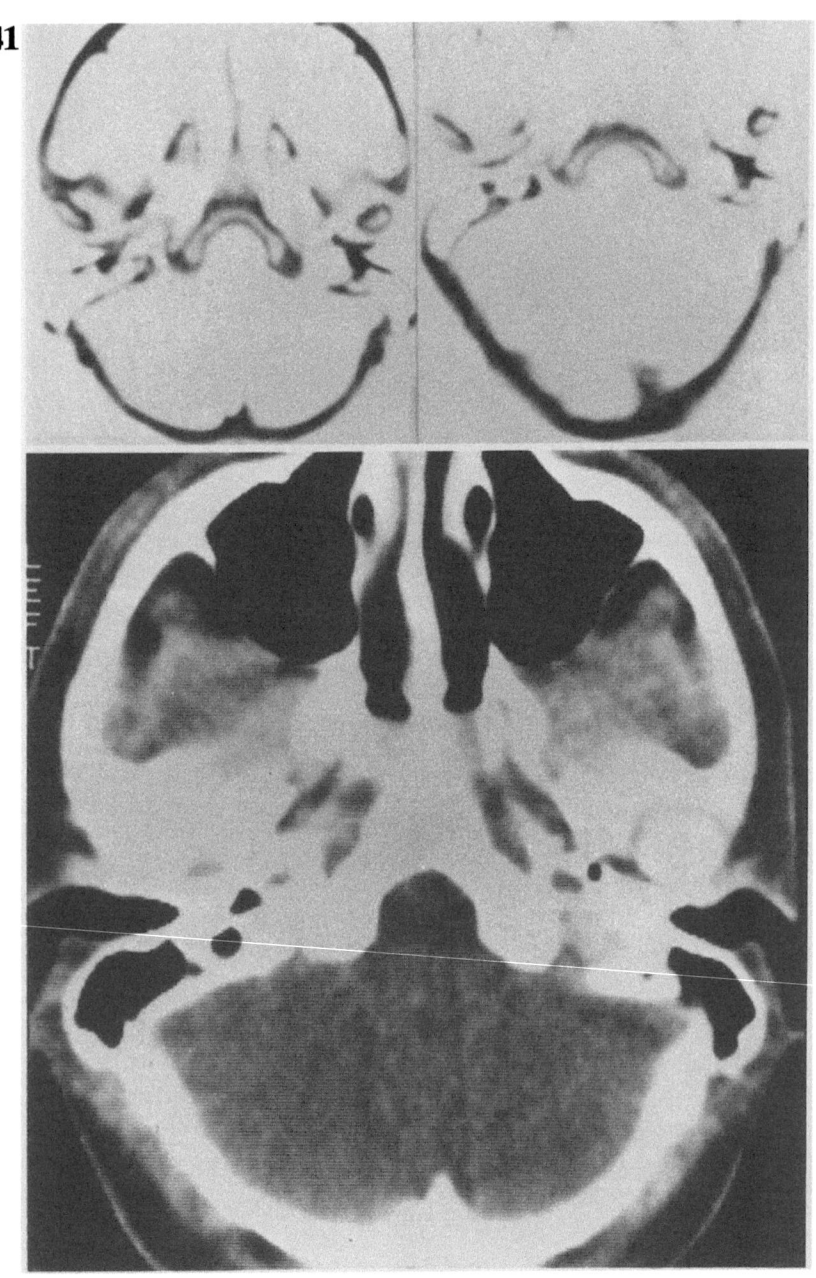

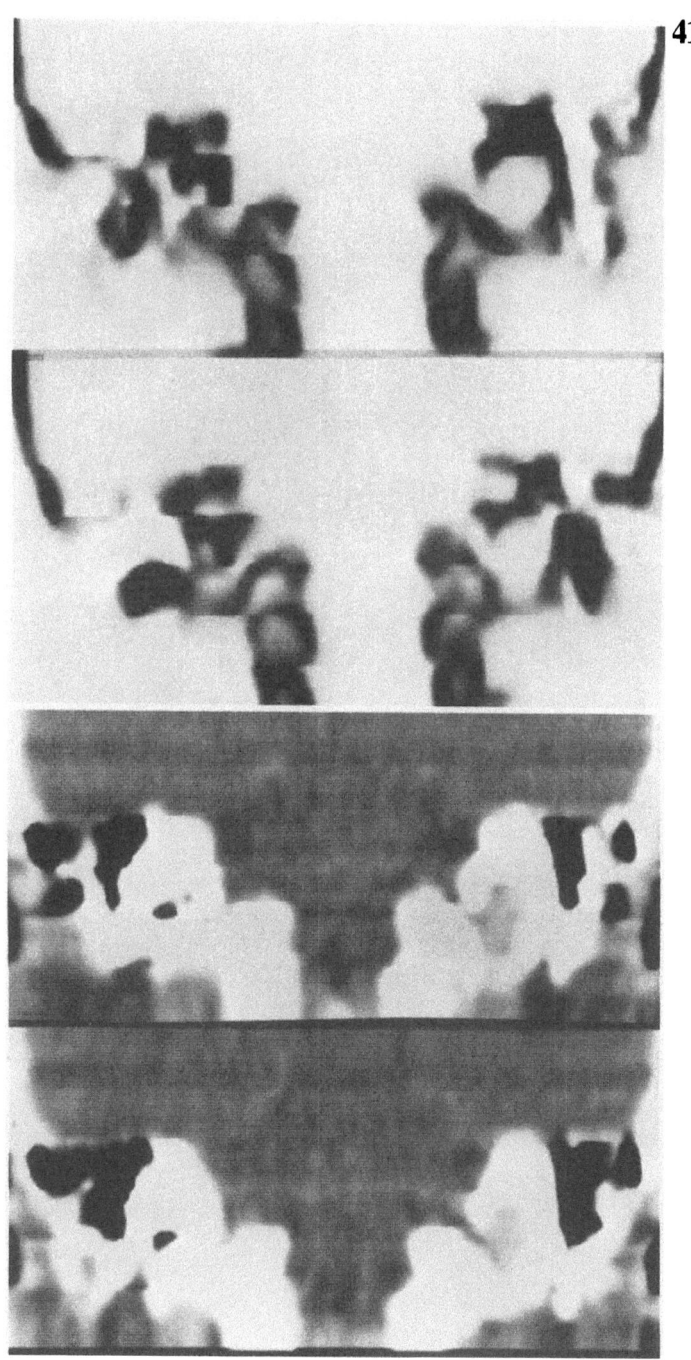

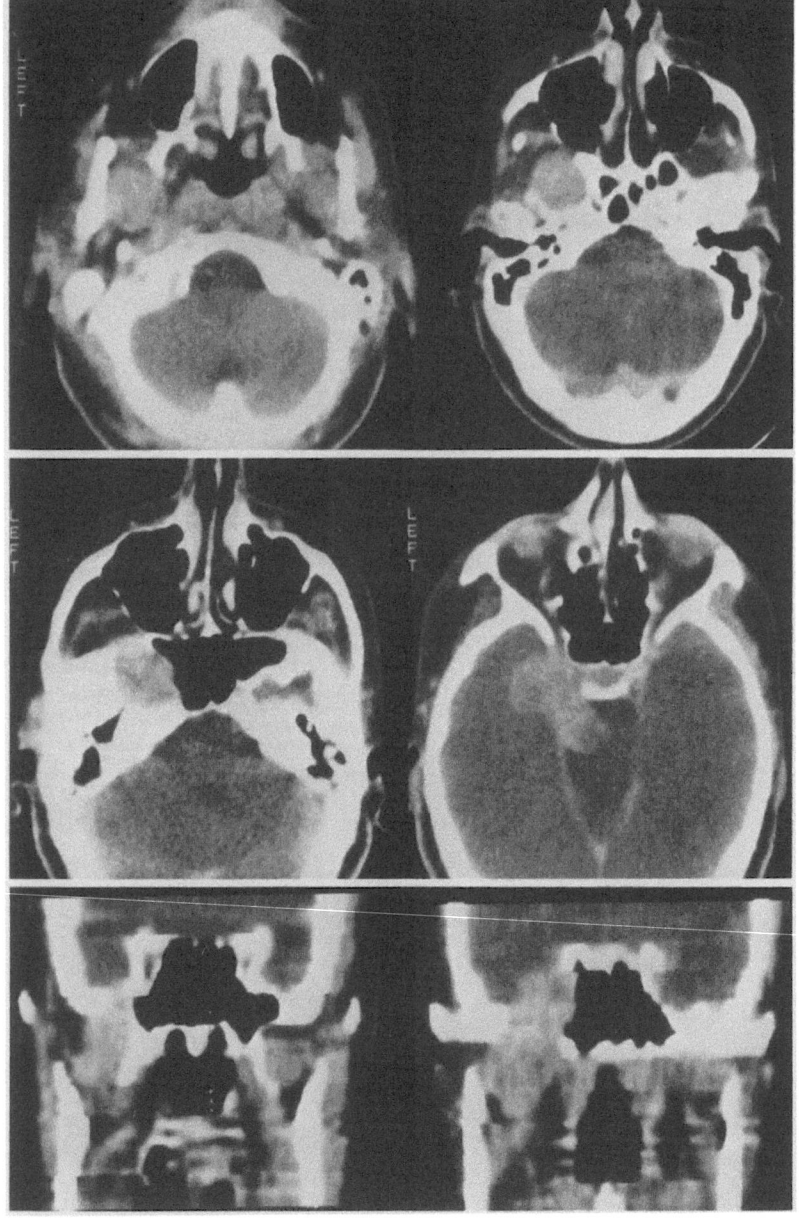

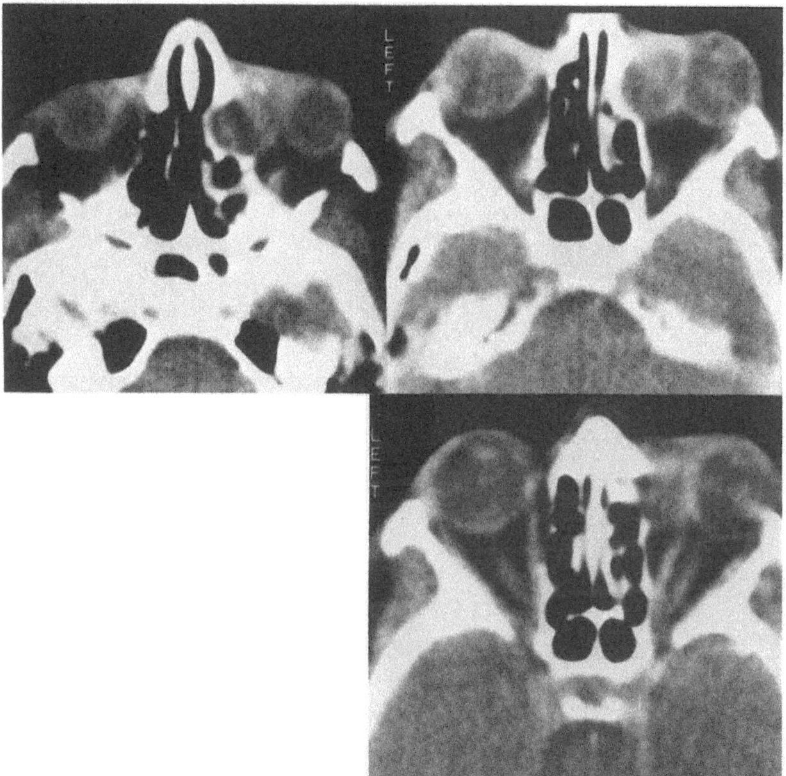

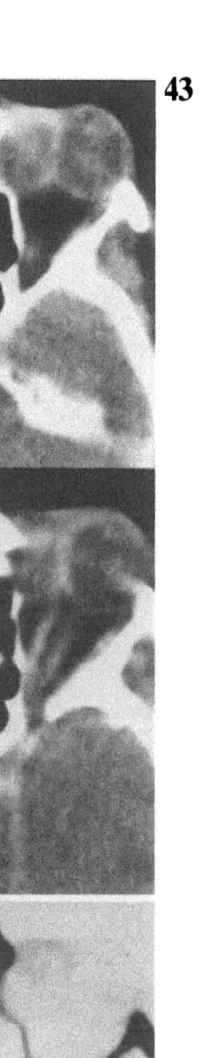

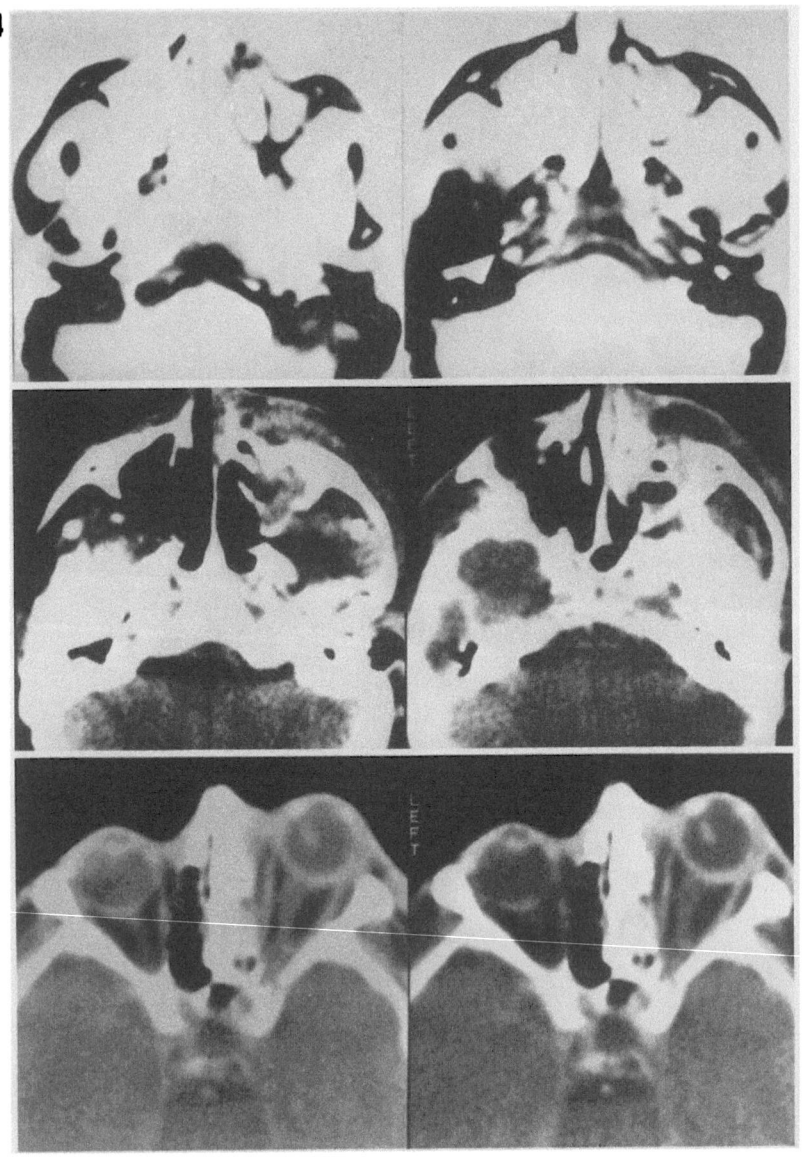

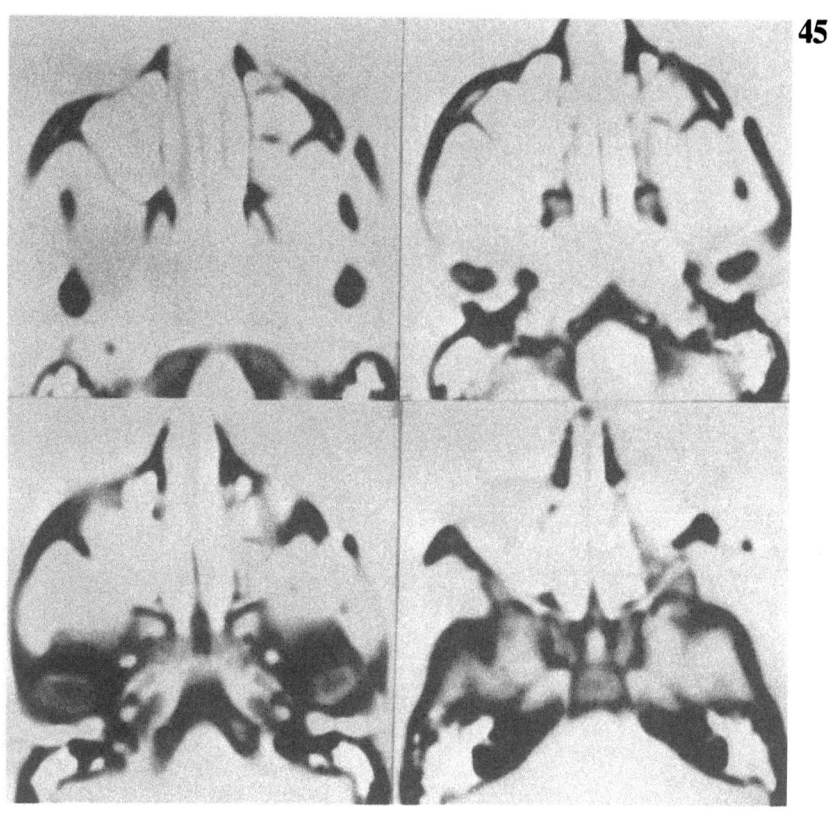

45

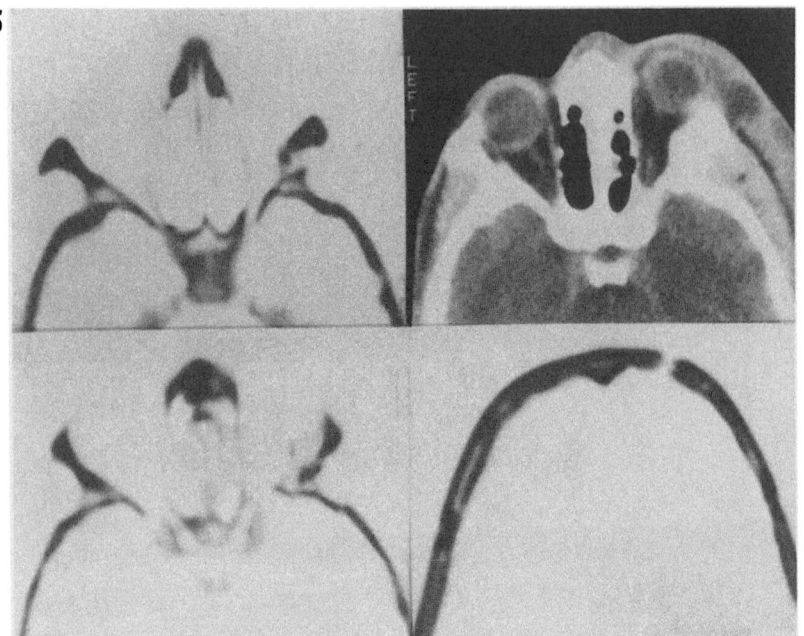

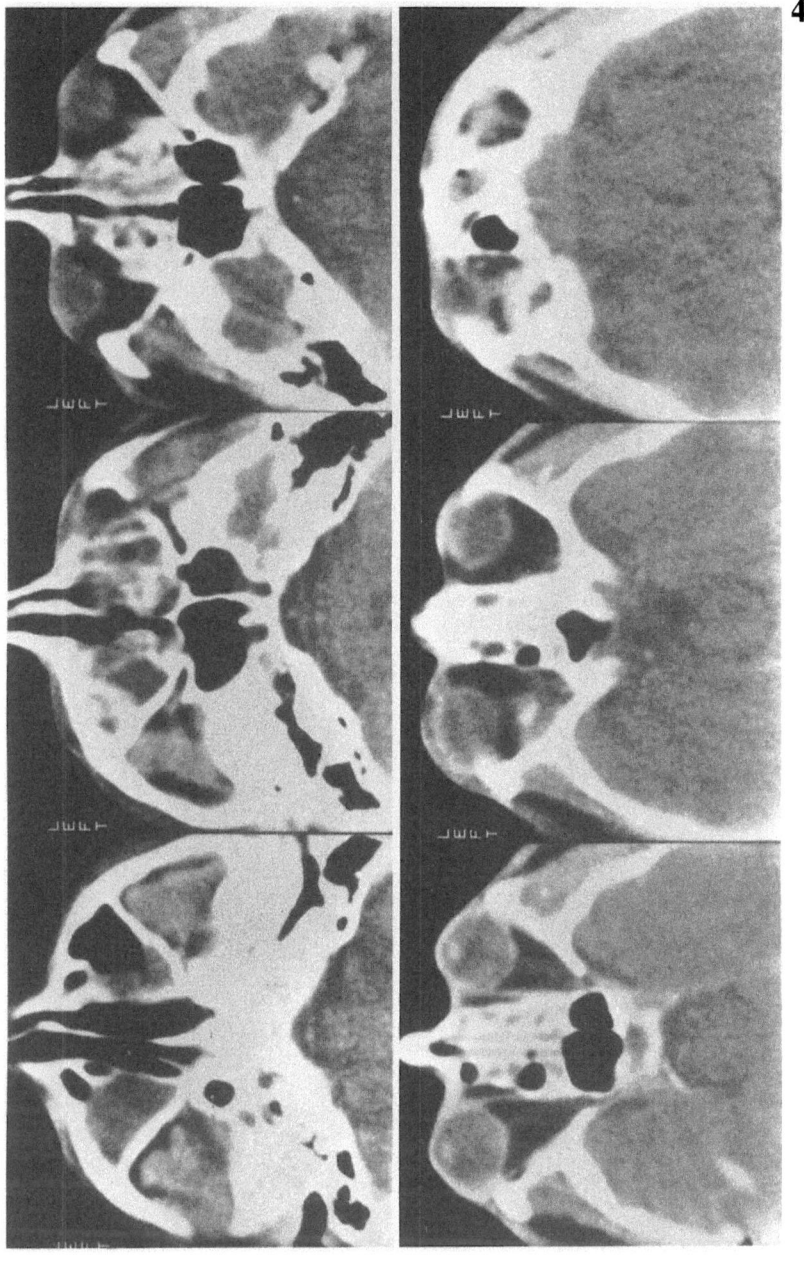

46

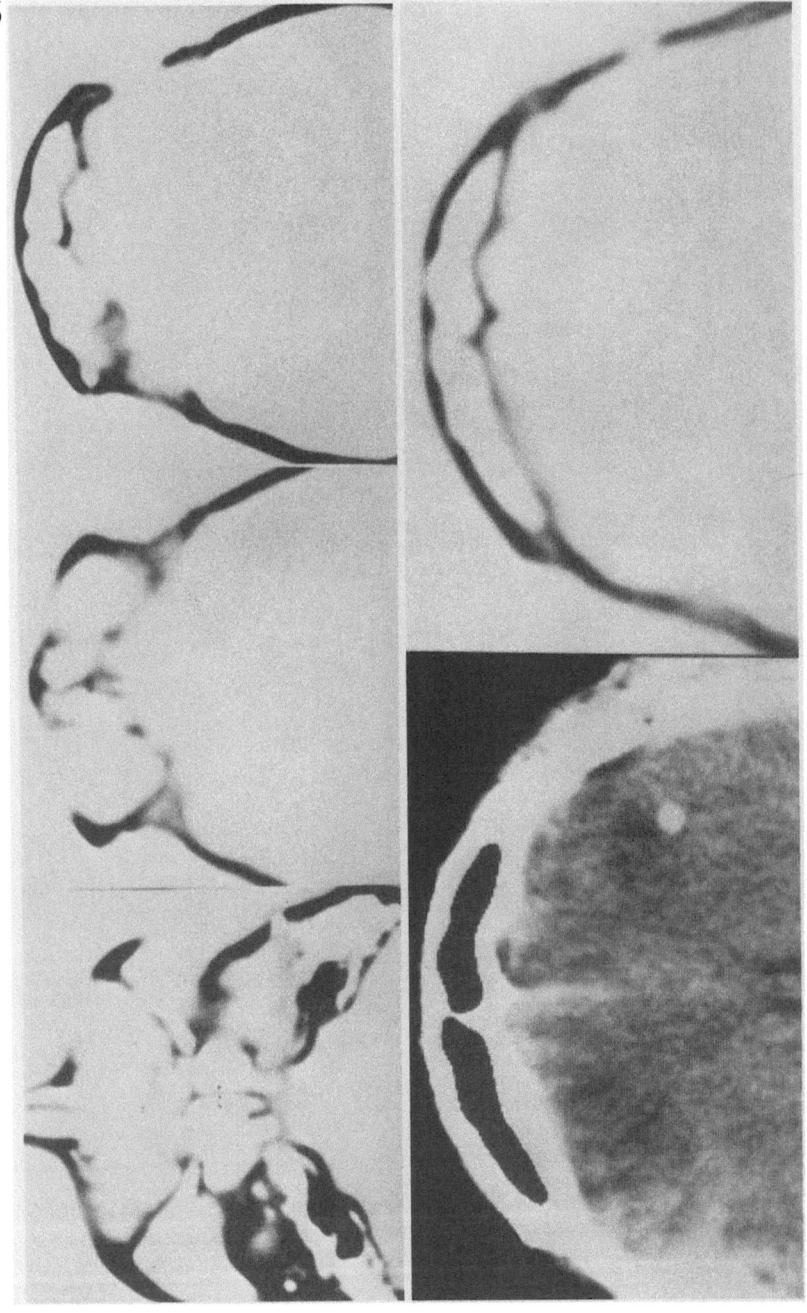

47

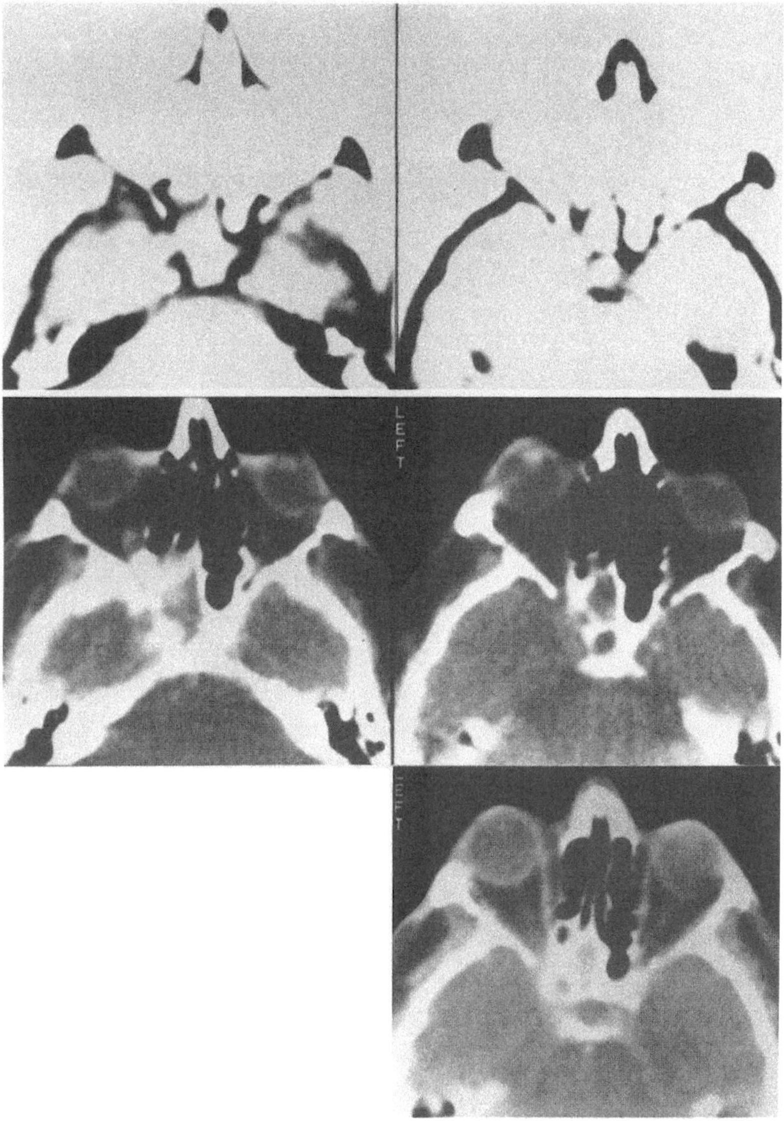

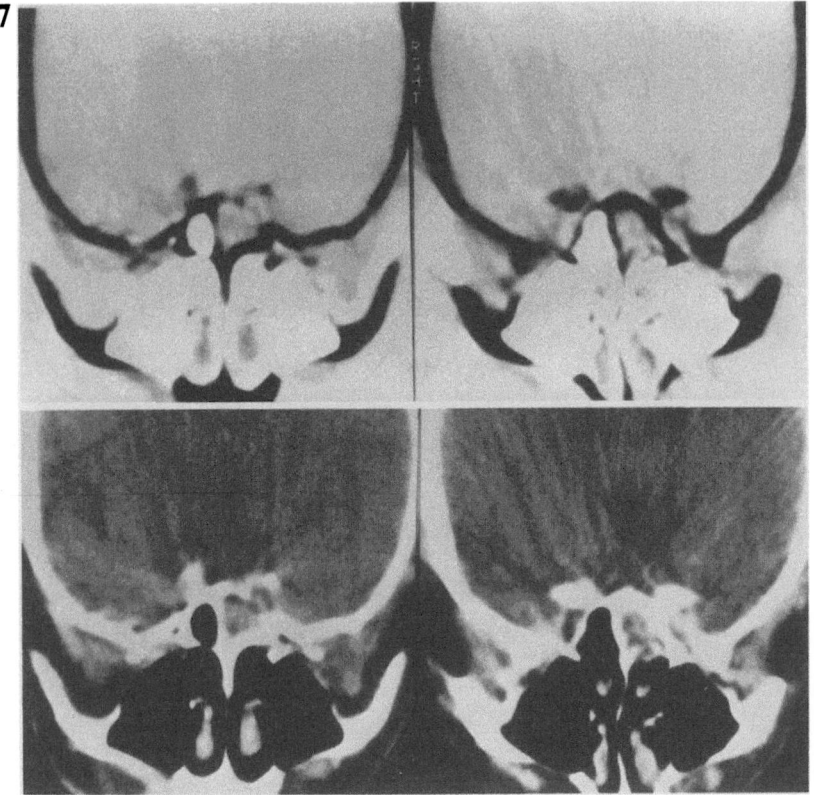

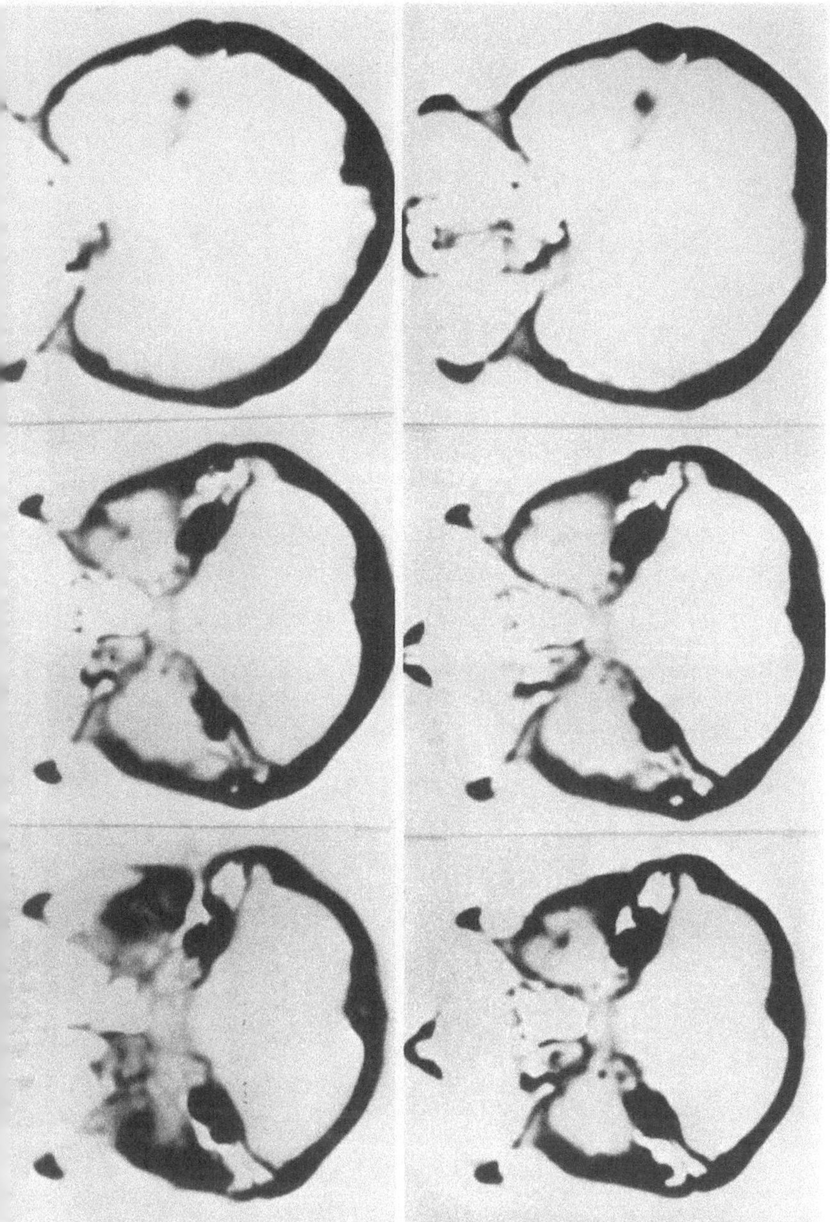

48

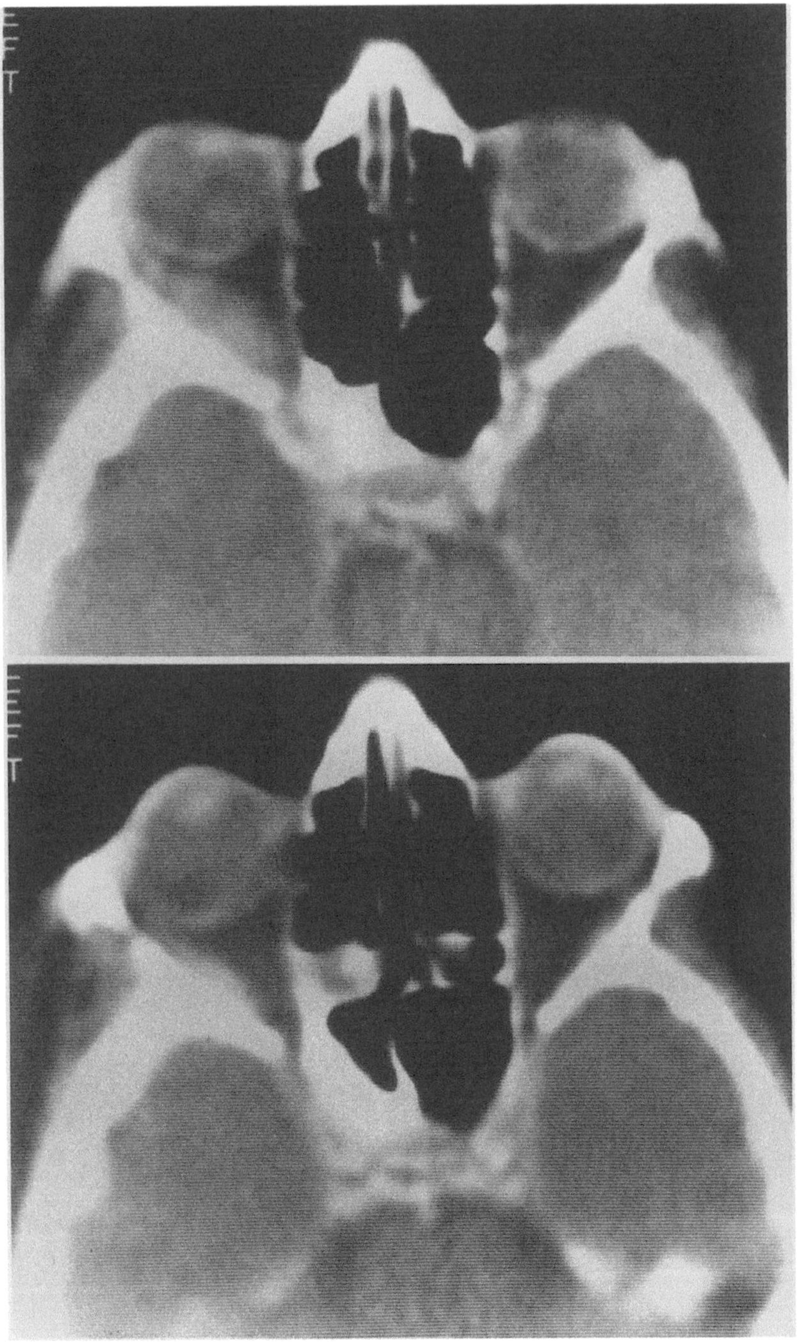

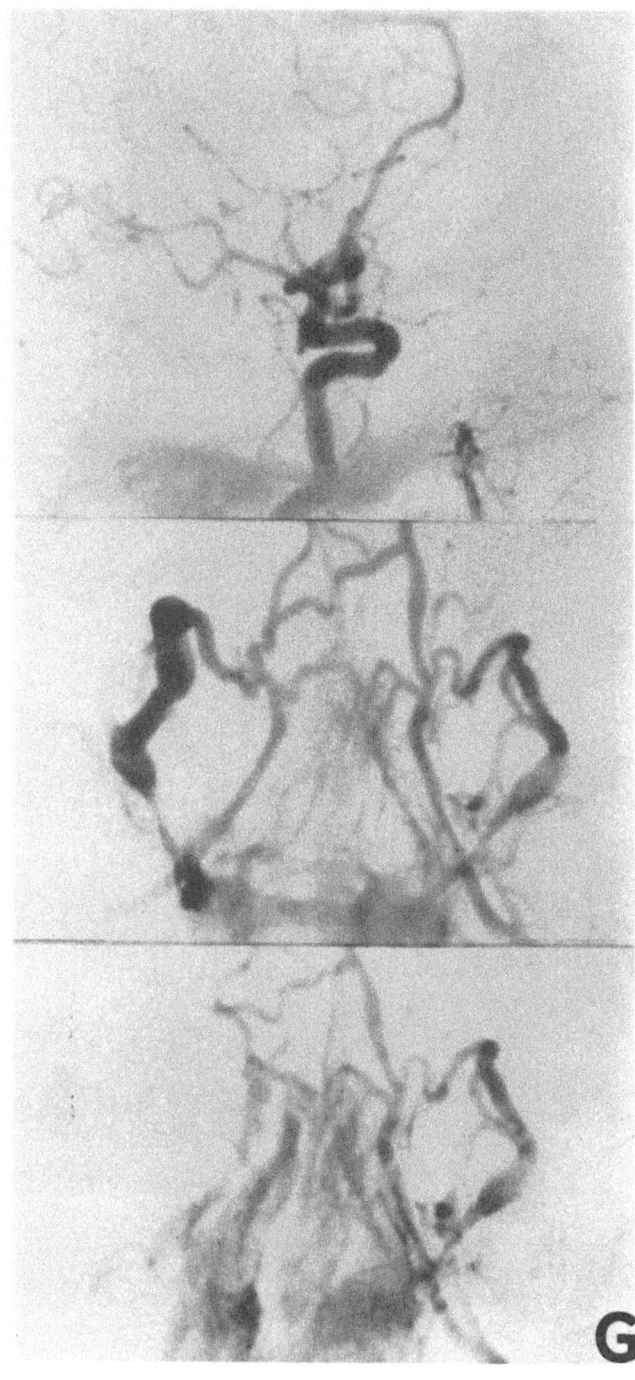

G

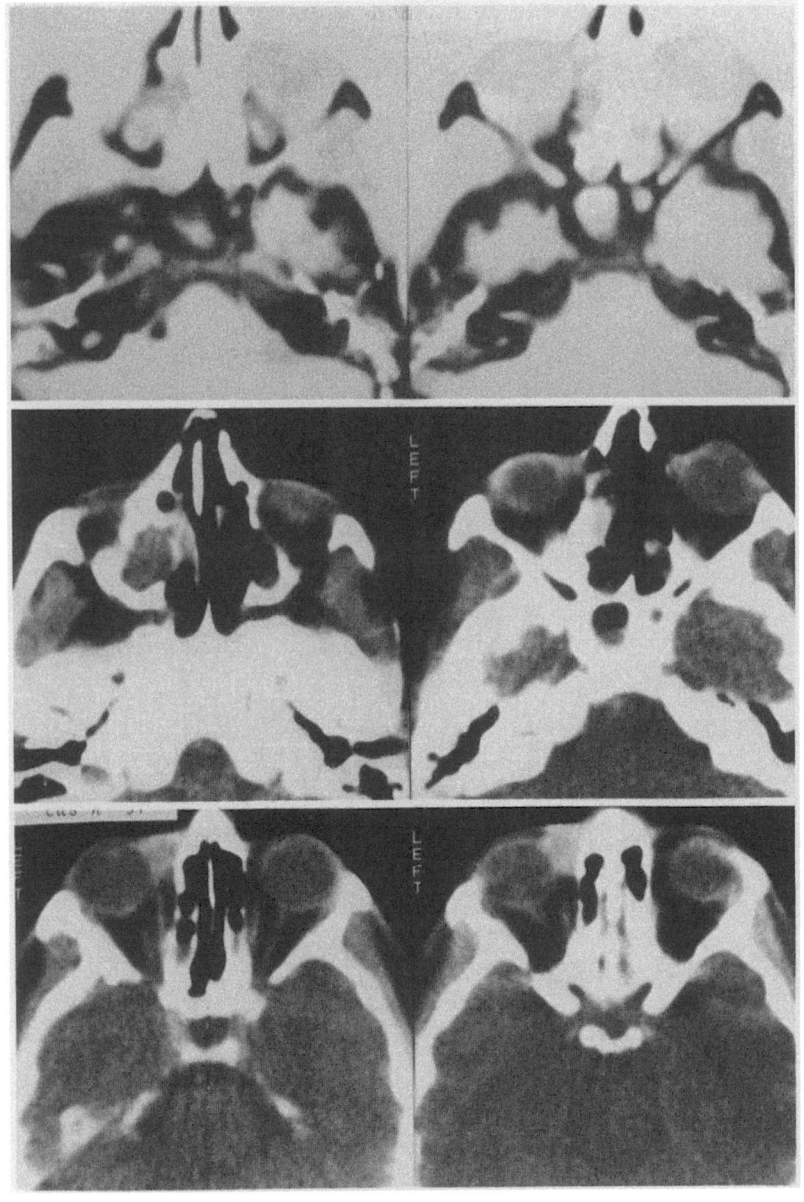

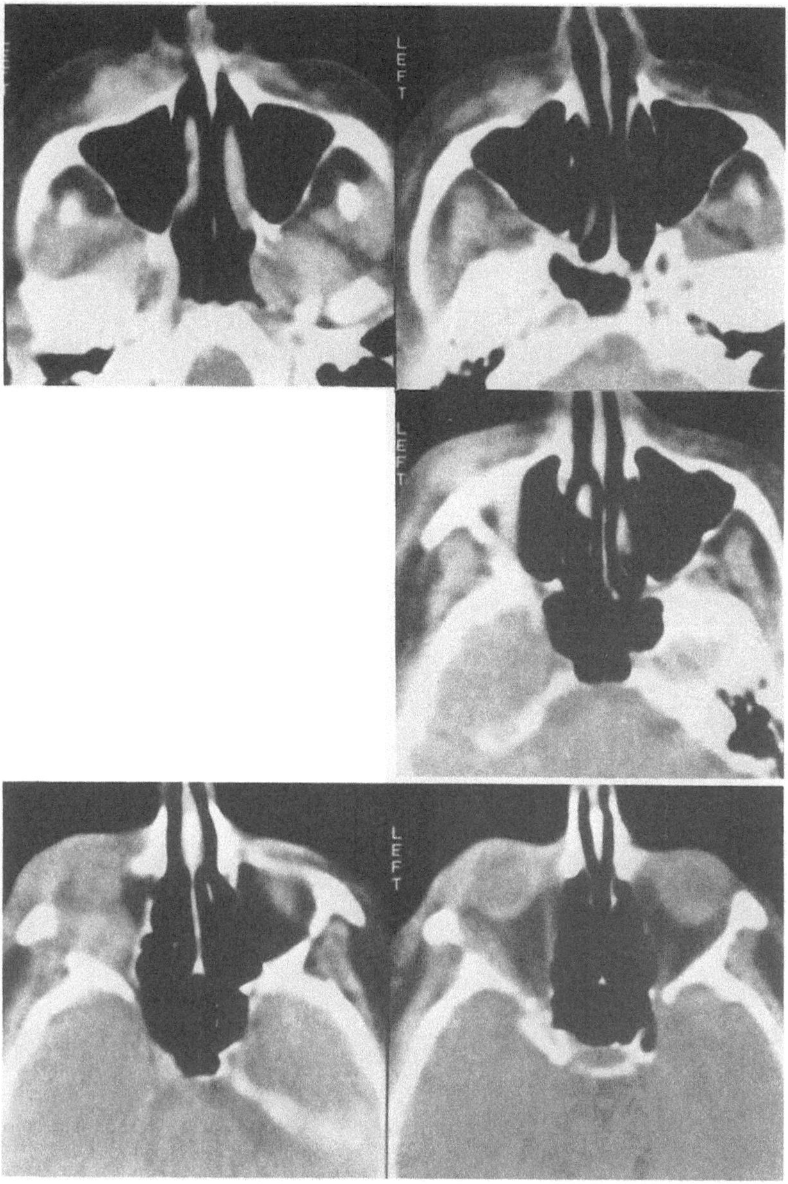

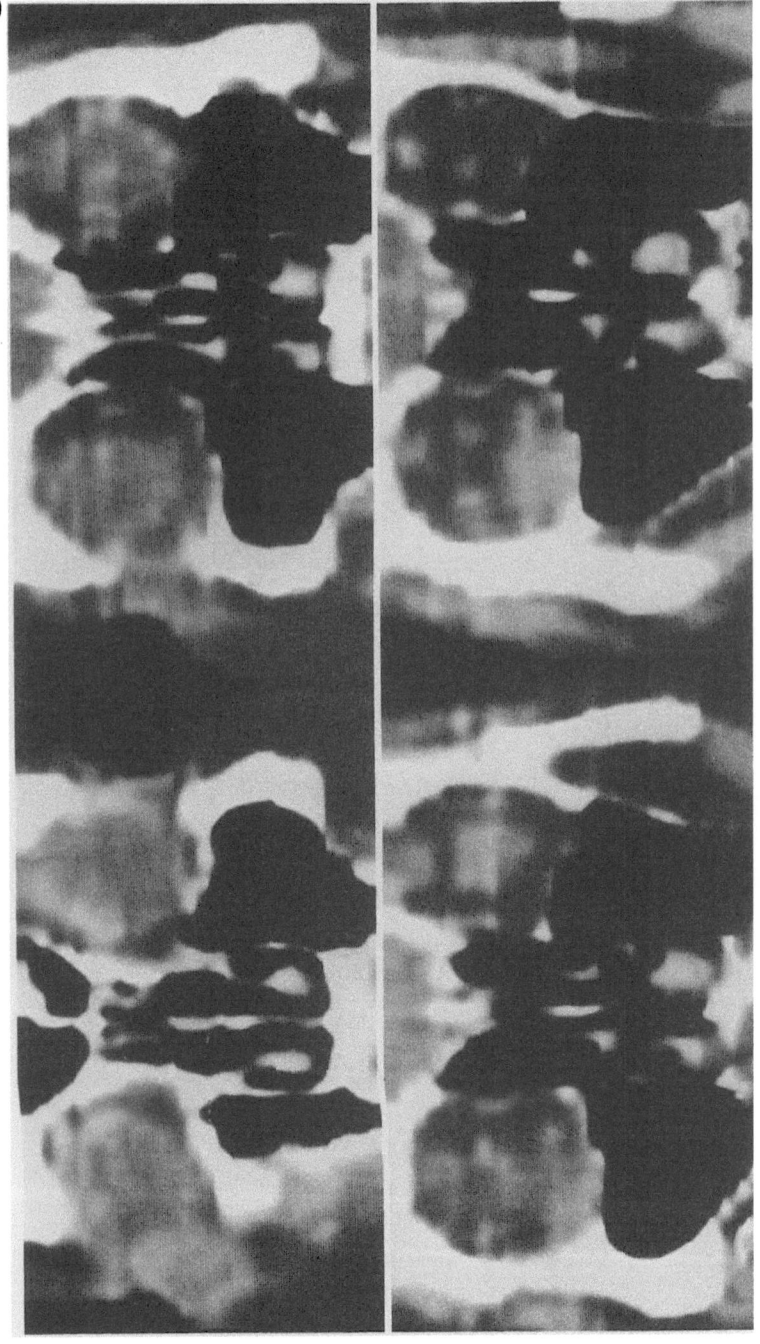

50

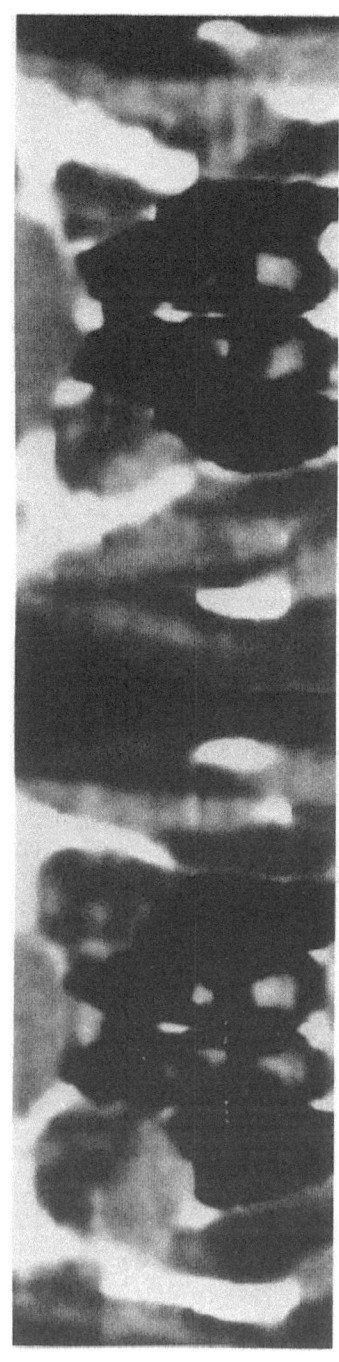

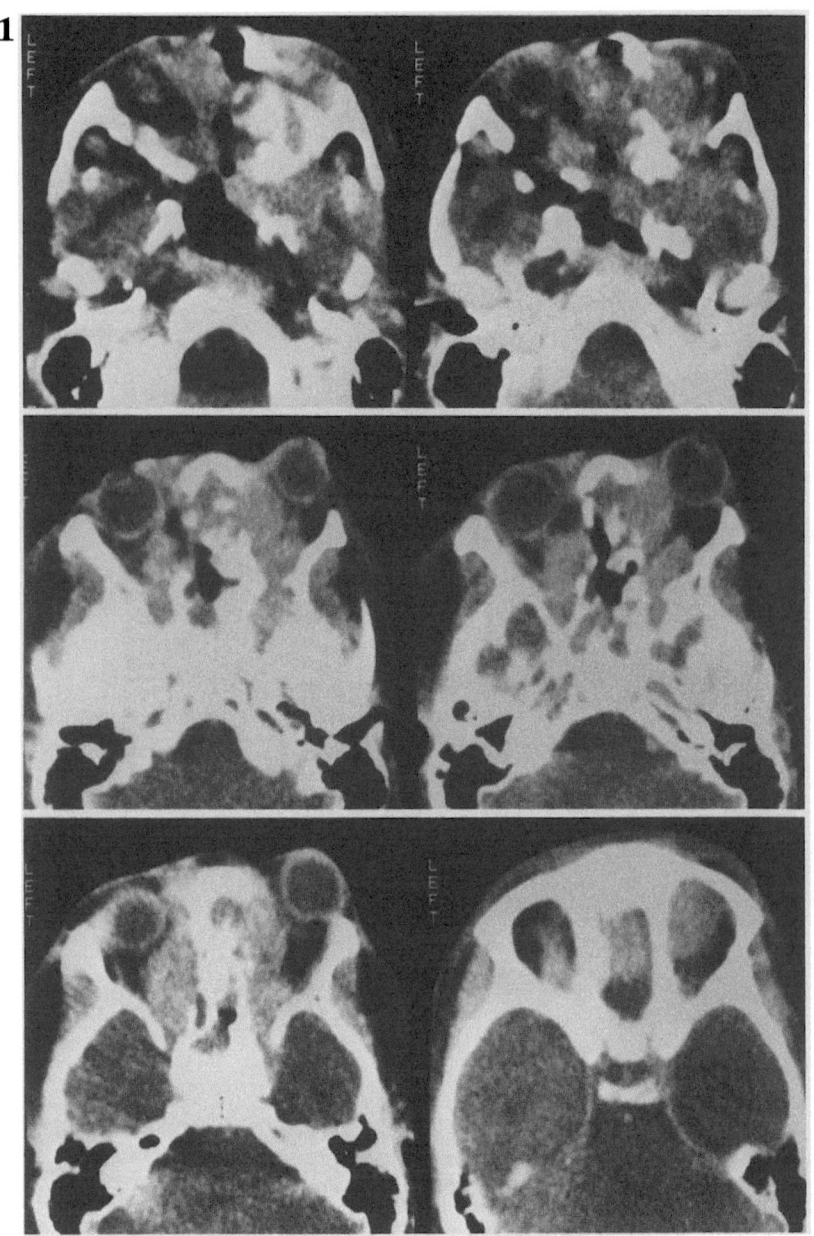

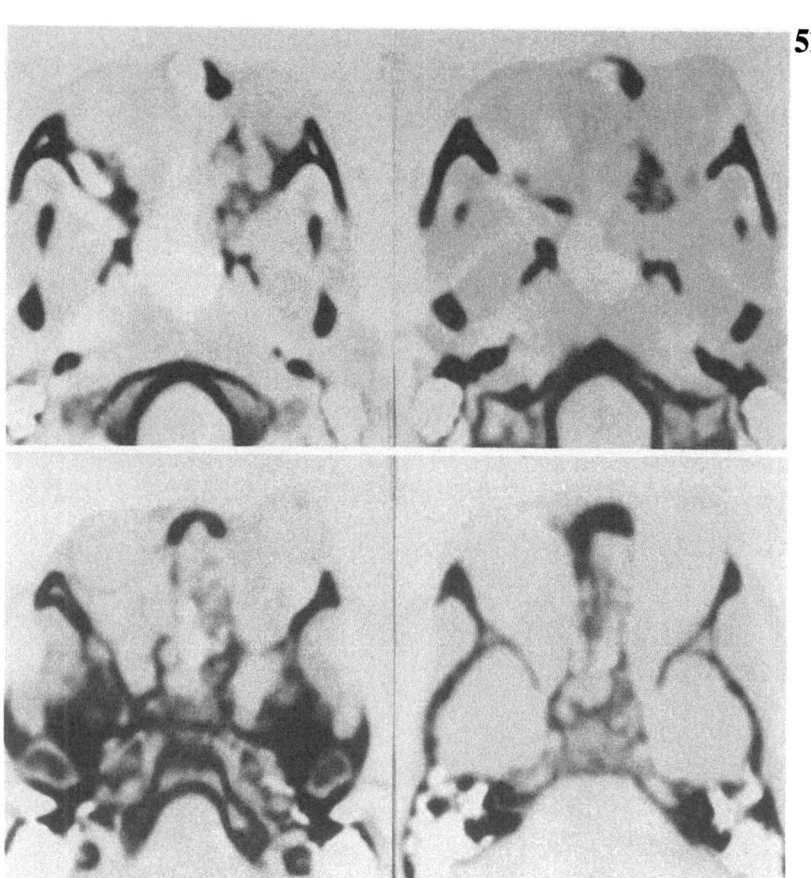

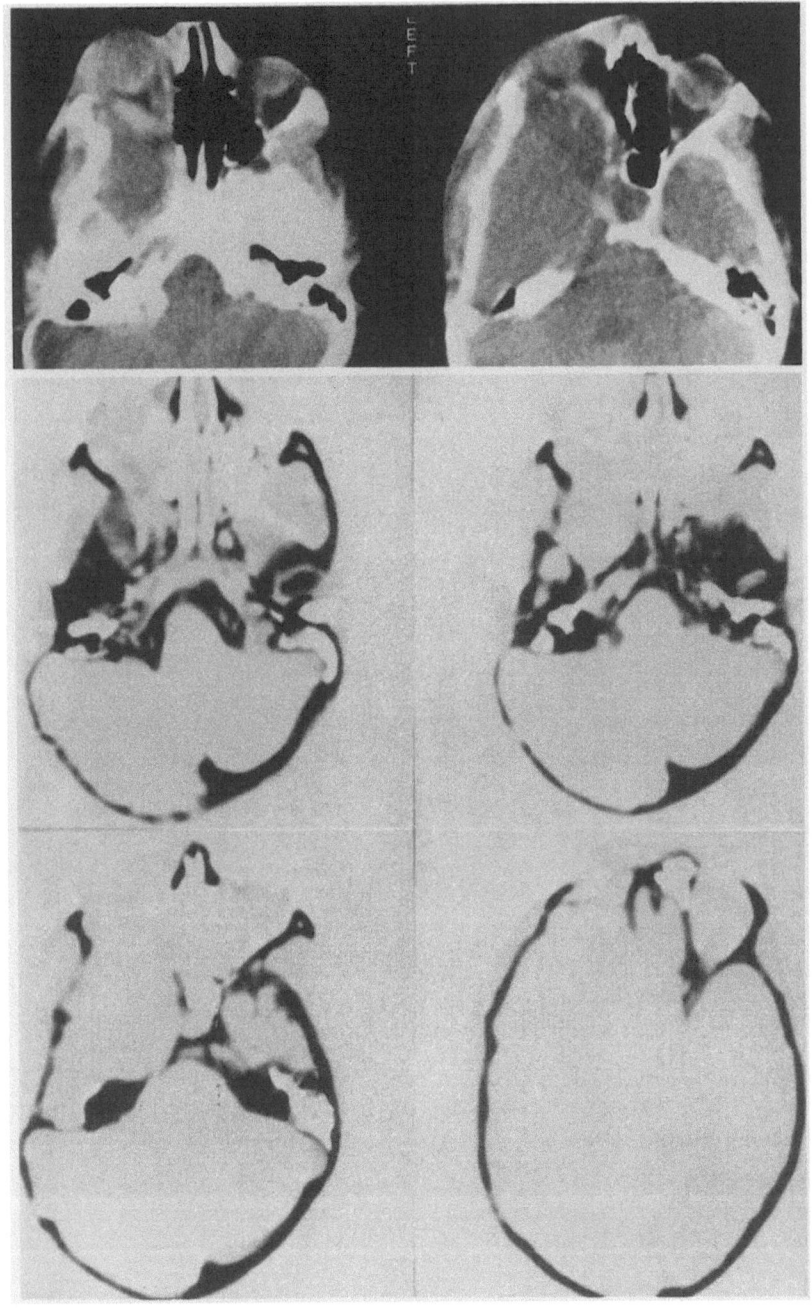

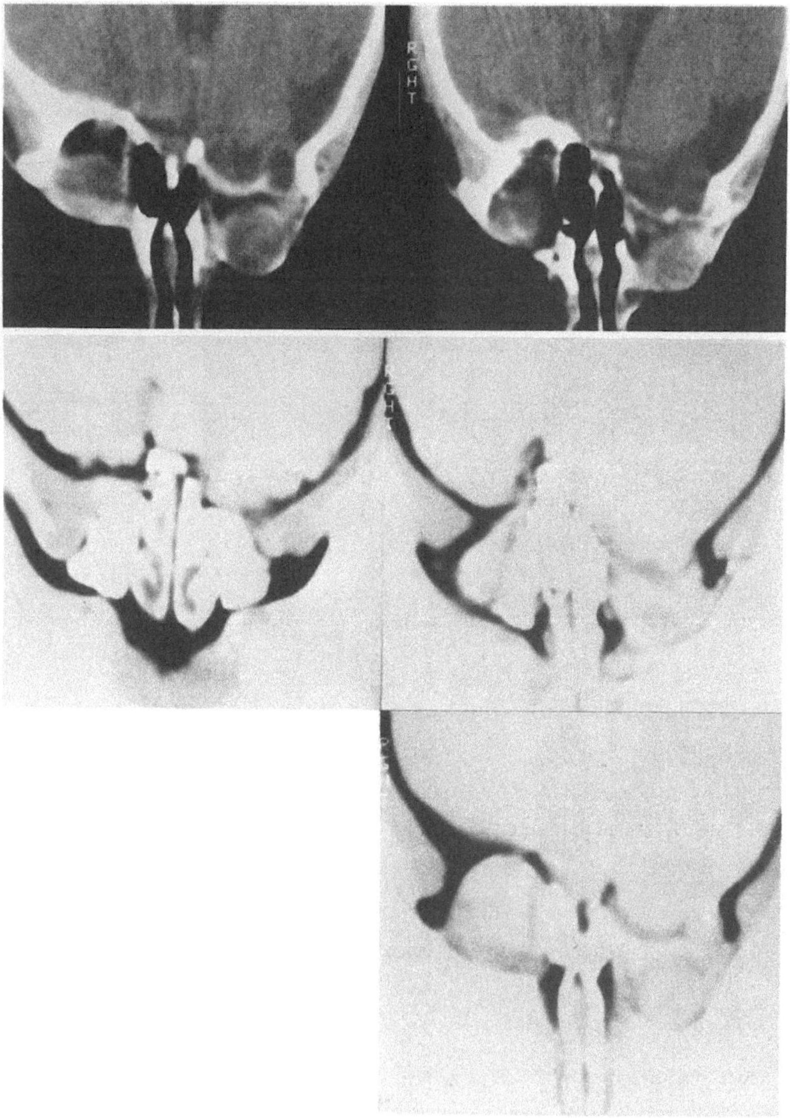

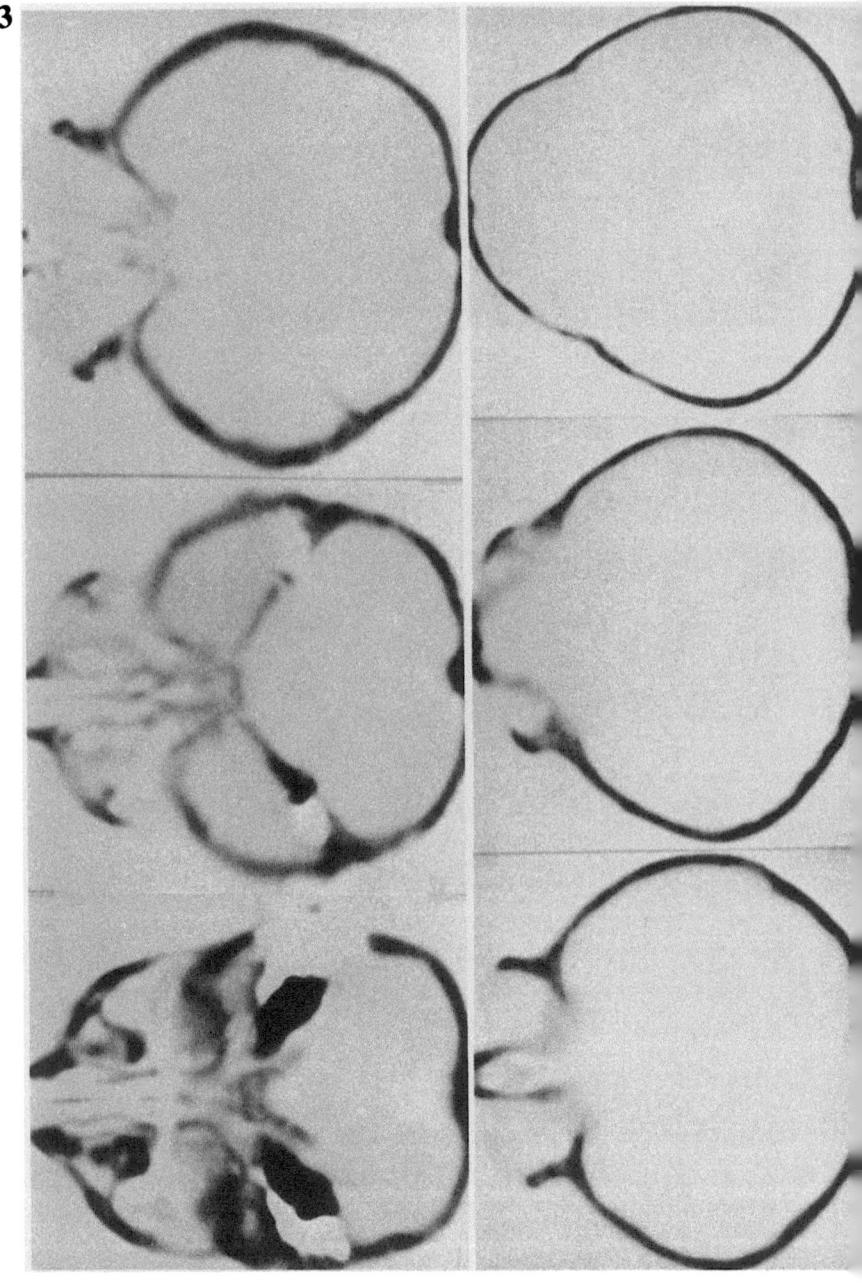

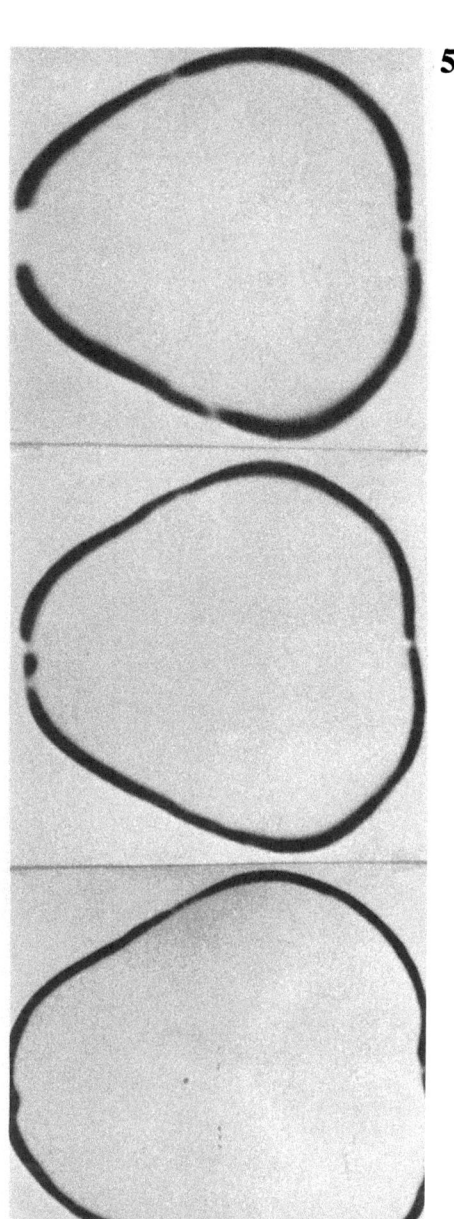

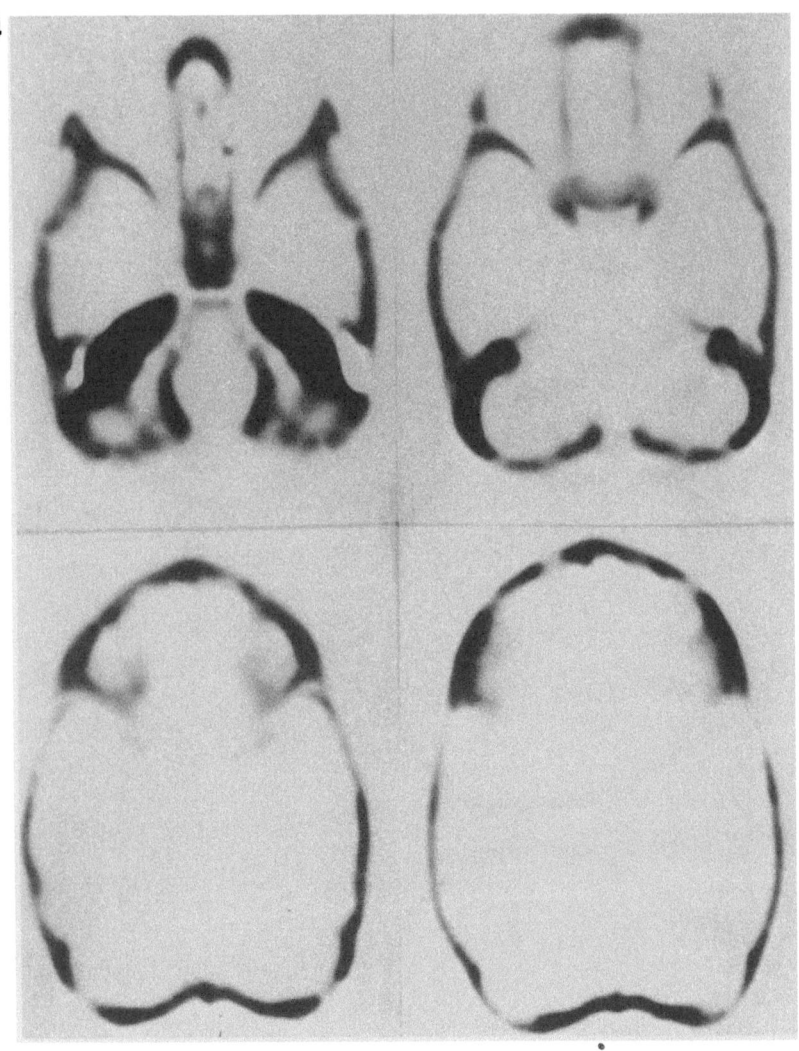

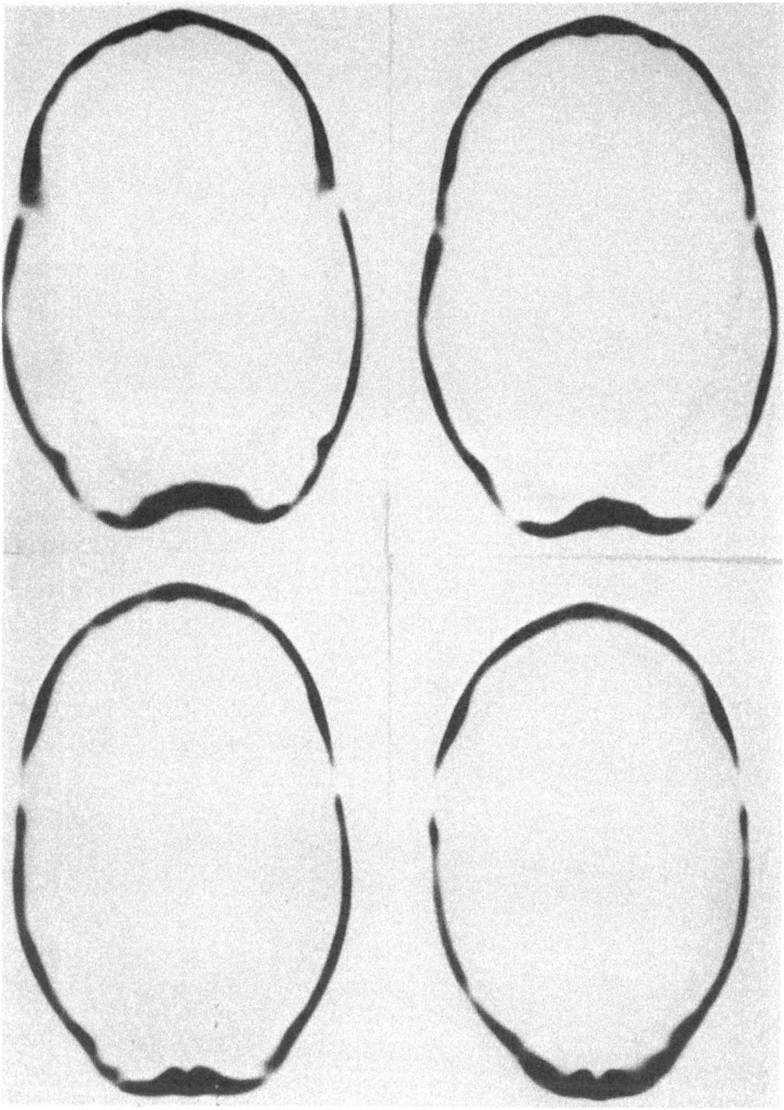

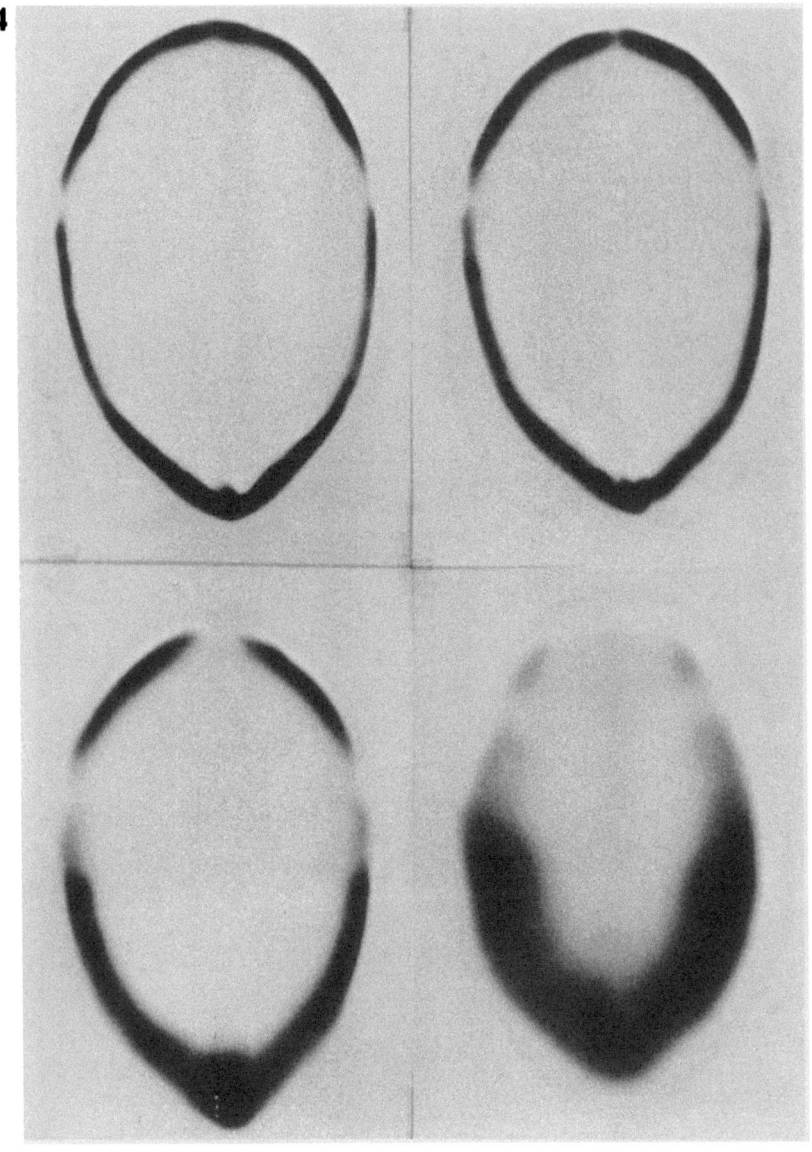

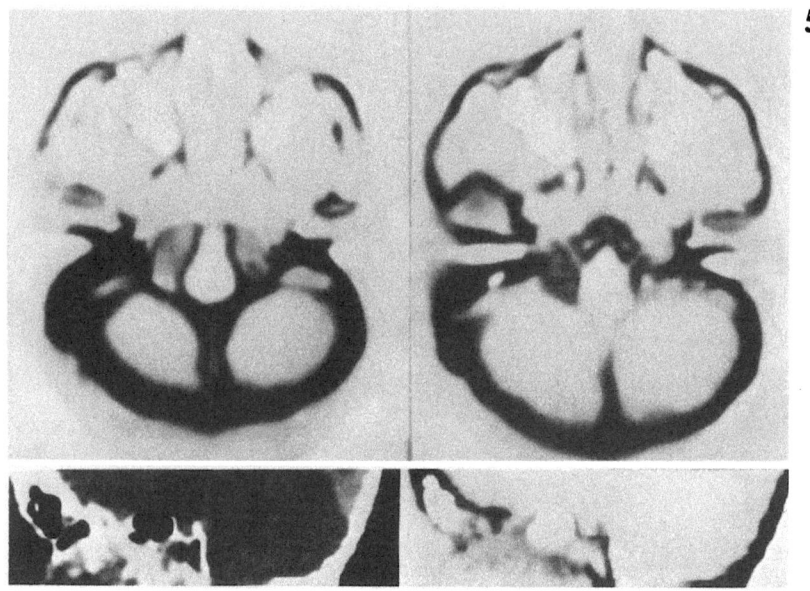

56

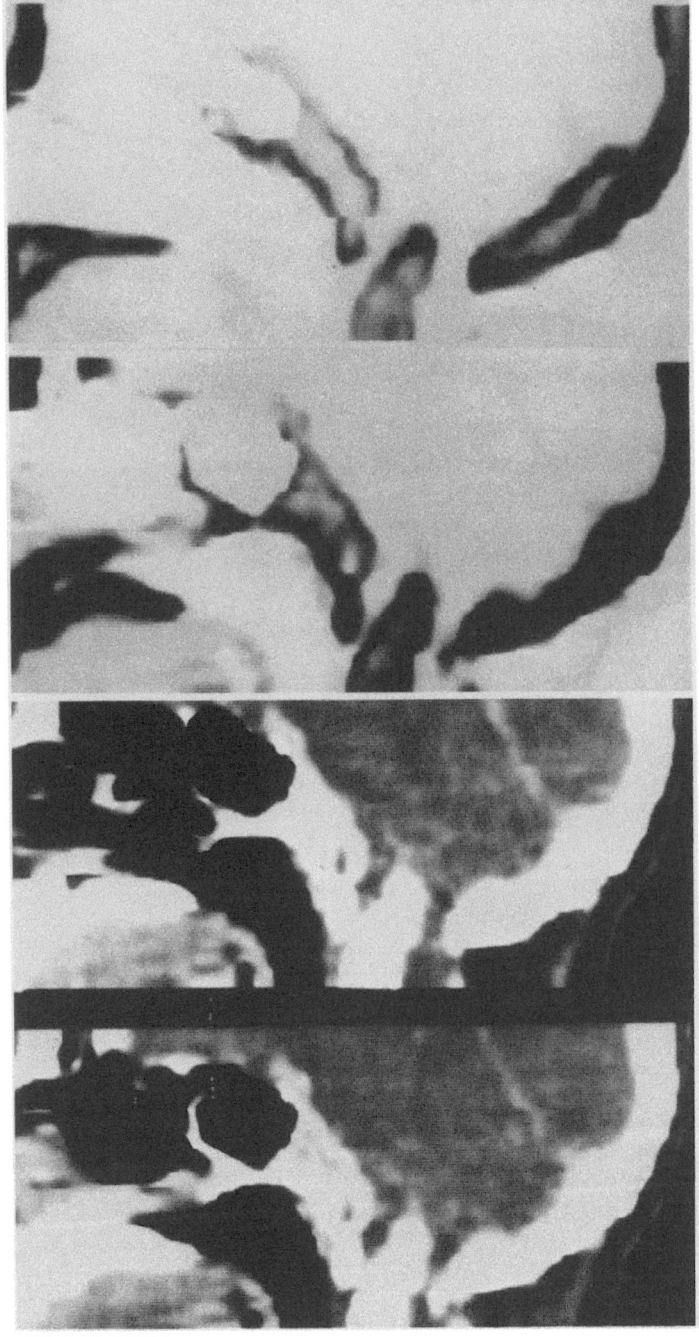

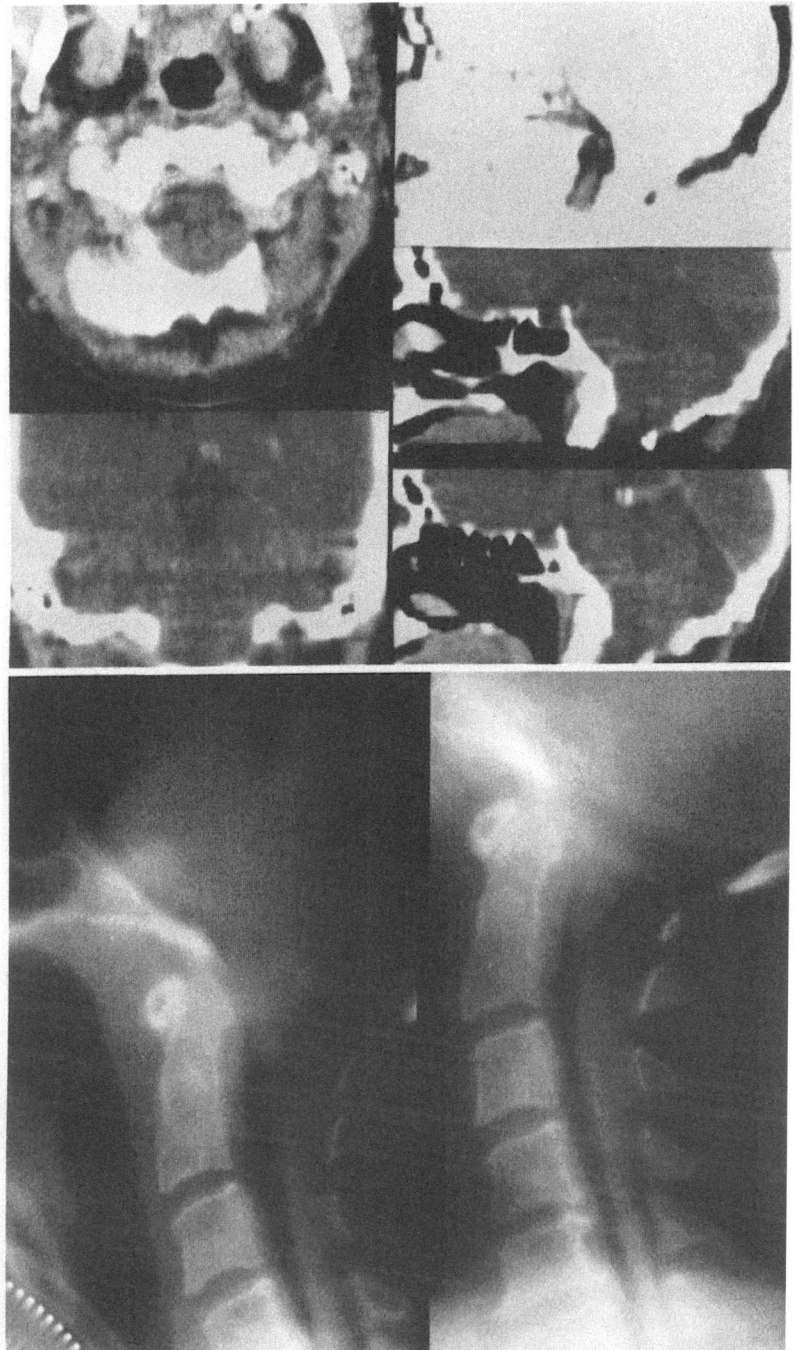

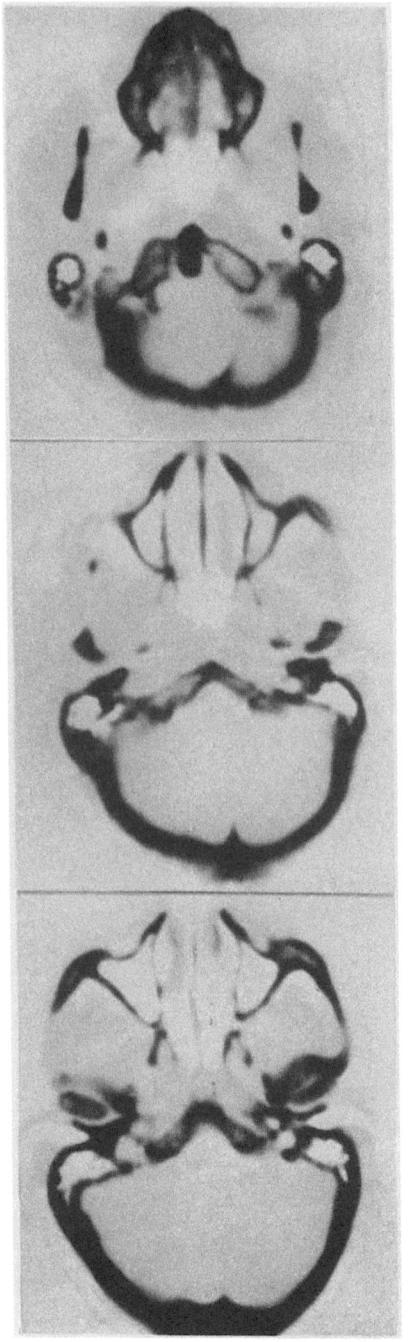

58

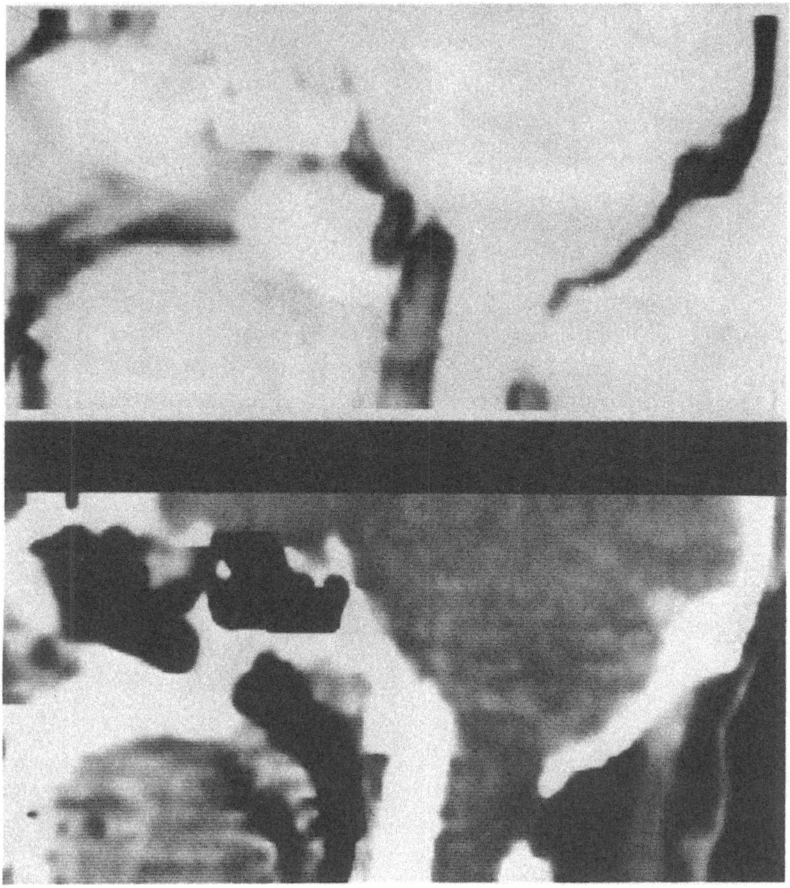

2. Teil
Text und Schemata

Abb. 1. Atlas (von oben).

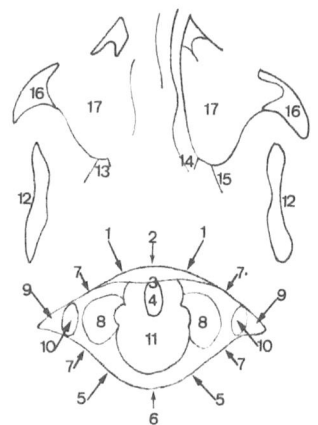

Der Atlas (Cl) bildet nach Grégoire und Oberlin (Précis d'anatomie, Tête et Cou, Paris, Librairie J. B. Baillière et fils, 1954, p. 34) eine Art „flaches Zelt", das die Wirbelsäule überragt.

Der vordere Teil des Atlas besteht im Gegensatz zu den anderen Wirbeln nicht aus einem Wirbelkörper, sondern aus einem Bogen, *dem Arcus anterior (1)*, der von vorn nach hinten leicht abgeflacht ist und die Massae laterales *(7)* verbindet. Auf der vorderen Seite dieses Bogens, in seiner Mitte, befindet sich das Tuberculum anterius *(2)*. An seiner Spitze setzt das Ligamentum longitudinale anterius an und an seinen Seitenflächen der M. longus colli. Der mittlere dorsale Teil des Bogens entspricht dem atlanto-axialen Gelenk *(3)*, dem Gelenk zwischen Dens axis *(4)* und Atlas.

In der Mitte des ausgeprägt konkaven *hinteren Bogens (5) des Atlas* befindet sich das Tuberculum posterius atlantis *(6)*, als Ansatz des Ligamentum longitudinale posterius.

Die Massae laterales (7) artikulieren an ihrer Innenseite (Abb. 2) mit dem Axis. Ihre Oberseite (Abb. 1) bildet mit den Condyli occipitales (Abb. 3) ein Gelenk und besteht aus ovalen, von vorne nach hinten konkaven Gelenkflächen *(8)* mit nach vorne und innen schräg verlaufenden Längsachsen (Foveae articulares superiores).

Auf der äußeren Seite der Massae laterales befindet sich je ein Querfortsatz *(9)*, dessen beide Wurzeln das Foramen transversarium *(10)* begrenzen, durch das die A. vertebralis zieht.

Der Wirbelkanal (11) des Atlas ist rund und hat einen großen Durchmesser. Er wird vom Ligamentum transversum in zwei Abschnitte unterteilt: einen vorderen, engen mit dem Dens axis (4) und einen hinteren, breiten mit dem bulbo-medullären Übergang.

Man beachte außerdem den Ramus mandibulae *(12)*, den Processus pterygoideus *(13)* mit innerem *(14)* und äußerem *(15)* Flügel, den Oberkiefer *(16)* sowie den Sinus maxillaris *(17)*.

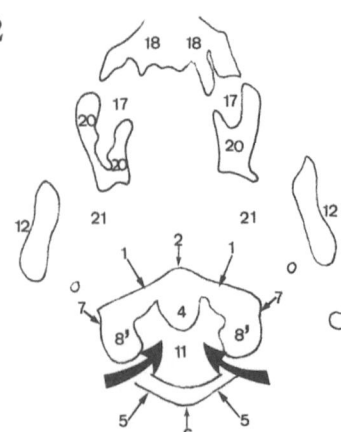

Abb. 2. Unterseite des Atlas, unterer Teil des Oberkiefers und der Fissurae pterygomaxillares.

Dieses Tomogramm zeigt einige anatomische Elemente, die bereits auf Abb. 1 abgebildet waren. Um das Lesen zu erleichtern, wurden in Abb. 2 die selben anatomischen Strukturen auch mit den selben Nummern wie in Abb. 1 bezeichnet.

An der *Unterseite der Massae laterales (7)* liegt jeweils eine ovale *(8)*, nach posterolateral weitausladende und nach caudal-medial leicht geneigte Gelenkfläche, die mit der antero-posterioren Oberfläche des Axis in Verbindung steht. Der vordere Bogen *(1)* ist leicht gekrümmt und hinten konkav. Er grenzt beidseits an die Massae laterales *(7)*.

Im lateralen Bereich des hinteren Bogens *(5)* befindet sich eine rinnenförmige Exkavation (➤), durch welche die A. vertebralis und der erste Zervikalnerv ziehen. Diese knöcherne Rinne liegt neben dem Hinterrand der Basis der jeweiligen Massa lateralis in unmittelbarer Nähe der oberen *(8)* und unteren *(8')* Gelenkflächen des Axis (Fovea articularis superior und inferior).

Dieses Schnittbild zeigt ebenfalls den *unteren Teil des Oberkiefers und der Fissurae pterygomaxillares*. Die *Processus palatini (18)* des Oberkiefers bilden die knöcherne Wand zwischen Nasen- und Mundhöhle. Direkt hinter den Processus palatini liegt wie ein Rahmen um den Hiatus maxillaris *(17)* die *posteriore oder hintere Fläche (20)* des Processus pyramidalis (Processus zygomaticus) des Oberkiefers. Diese Fläche bildet Vorderwand und Boden der *Fissura pterygomaxillaris (21)*. Die Innenseite des Ramus mandibulae *(12)* bildet den unteren Teil der Außenwand der Fissura pterygomaxillaris.

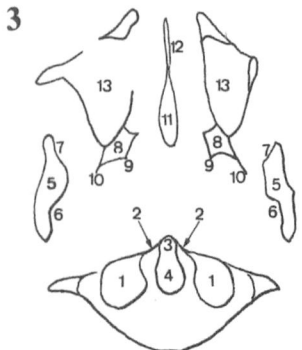

Abb. 3. Unterseite der Condyli occipitales und axiales Bild der Basis des Gesichtsschädels.

Die *Condyli occipitales (1)* artikulieren mit den Gelenkflächen des Atlas (Abb. 1 *(8)*). Sie sind oval mit schräg nach vorn und innen verlaufender Längsachse. Der mittlere Bereich des anteroinferioren Teiles des Foramen magnum *(2)* entspricht dem Raum zwischen Hinterhaupt und Dens *(3)* und dem Raum zwischen der Spitze des Os odontoideum *(4)* und der Innenseite des Foramen magnum.

Deutlich zu erkennen sind ferner einige Strukturen des *Gesichtsschädels:* der Ramus mandibulae *(5)* mit der Incisura mandibulae *(6)* und dem Processus coronoideus *(7);* der Processus pyramidalis des Os palatinum *(8),* auf dessen Rückseite sich der innere *(9)* und äußere *(10)* Flügel des Processus pterygoideus befinden (deutlicher sichtbar auf Abb. 1); der Vomer *(11)* und die Lamina perpendicularis des Siebbeines *(12);* sowie der Sinus maxillaris *(13).*

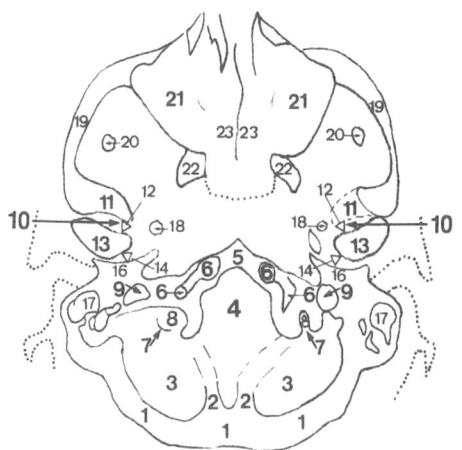

Abb. 4. Foramen magnum, Canalis hypoglossi und Articulatio temporomadibularis.

Den unteren Teil der Squama occipitalis *(1)* mit der Protuberantia occipitalis interna *(2)* bilden die beiden Kleinhirngruben *(3),* die das *Foramen magnum (4)* dorsal umgeben. Der Vorderrand des Foramen magnum wird durch den Processus basilaris *(5)* des Os occipitale gebildet. In seiner Mitte verlaufen streng symmetrisch die beiden Austrittskanäle des N. hypoglossus (XII. Hirnnerv), die *Canales hypoglossi (6).* Seitlich steht das Foramen magnum mit den Fossae condylares *(7)* in Verbindung. Dort liegt die Öffnung des Canalis condylaris posterior *(8)* mit den hinteren Kondylenvenen. Etwas weiter vorne befindet sich der Ausgang der Fossa jugularis *(9),* auch Foramen jugulare genannt.

Auf diesem Bild sieht man auch das *Kiefergelenk (10),* Articulatio temporomandibularis, sehr gut. Das mit Faserknorpel überzogene Caput mandibulae *(12)* des Ramus mandibulae *(13),* das Tuberculum articulare *(11)* und der faserknorpelige Discus articularis bilden die Gelenkflächen. Der dorsale Teil *(14)* des Condylus des Ramus mandibulae steht in unmittelbarer Nachbarschaft zur knöchernen Außenwand *(16)* des Mittelohres. Dahinter befindet sich der Processus styloideus *(18).* Vor dem temporomandibularen Gelenk liegt der laterale Teil der Schläfengrube (Fossa temporalis), der vom vorderen, freien Teil des Processus zygomaticus *(19)* begrenzt wird. Die Mitte seiner Innenseite entspricht der Spitze des Processus coronoideus *(20)* des Ramus mandibulae.

Nicht übersehen werden sollten ferner die **Aufhellungen** der Sinus maxillares *(21)* neben den Processus pterygoidei *(22)* sowie die **Siebbeinzellen** *(23).*

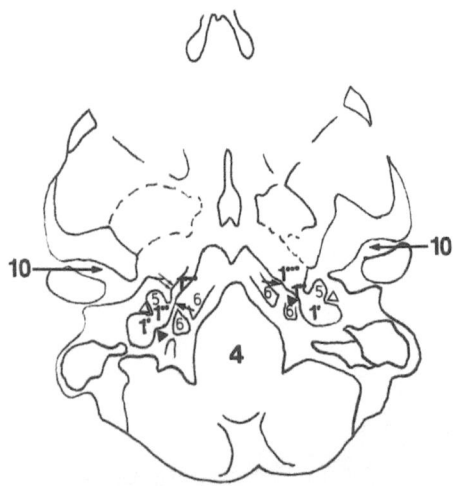

Abb. 5. Foramen jugulare.

Diese Abbildung gleicht hinsichtlich einiger radiologischer Punkte (insbesondere Foramen magnum *(4)*, Canales hyoglossi *(6)* und temporomandibuläre Gelenke *(10)* der Abb. 4.

Das *Foramen jugulare (1)* wird besonders deutlich dargestellt. Es befindet sich im mittleren Bereich der Fissura petro-occipitalis und verbindet die hintere Schädelgrube mit dem Pericranium. Es ist birnenförmig, dorsal weit mit nach antero-medial gerichteten Längsachsen. Das Foramen wird von einem Bindegewebsseptum, das vom Processus jugularis ossis occipitalis (▼) zum Processus intrajugularis partis petrosae (▽) zieht, in zwei Abschnitte geteilt. *Der breite hintere Teil (1˙)* enthält die venöse Verbindung zwischen Sinus transversus und V. jugularis interna. *Der vordere, innere Teil* besteht wiederum aus zwei Abschnitten *(1˙˙ und 1˙˙˙)*, die durch einen bindegewebigen Strang zwischen dem Processus intrajugularis partis petrosae (▽) und dem Os occipitale (→) getrennt werden. Im mittleren Abschnitt ziehen der N. accessorius (XI Hirnnerv) und der N. vagus (X. Hirnnerv) von cranial nach caudal in Richtung des dorsalen Randes des Foramen. Zwischen den beiden Nerven liegt die A. meningea posterior, ein Ast der A. pharyngea ascendens. Neben dem vorderen Abschnitt *(1˙˙˙)* verläuft längs der Sulcus sinus petrosi inferioris. An seinem lateralen Rand, der an das Felsenbein grenzt, erkennt man den Durchtritt des N. glossopharyngeus (IX. Hirnnerv ⇄).

In Höhe des mittleren Abschnittes *(1˙˙)* befindet sich medial der Canalis hypoglossi *(6)*, siehe auch Abb. 4, und lateral die extrakranielle Öffnung des Canalis caroticus *(5)*, siehe auch Abb. 6.

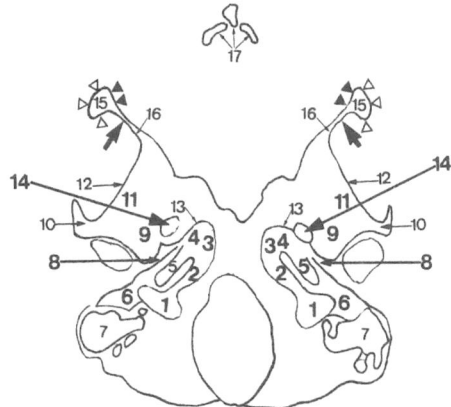

Abb. 6. Canalis caroticus, Sulcus tubae auditivae, Ala major ossis sphenoidalis, Foramen ovale und Processus frontalis des Os zygomaticum.

Die A. carotis interna tritt durch die ovale extrakranielle Öffnung *(1)* des *Canalis caroticus* an der dorsalen Seite des Felsenbeines in die Schädelbasis ein. Sie verläuft zunächst in einem intrapetrösen Kanal *(2)* horizontal zur Felsenbeinachse, umsponnen vom Sinus cavernosus. Die intrakranielle Öffnung dieses Kanals *(3)* im Bereich der Felsenbeinspitze entspricht dem inneren Teil des Foramen lacerum *(3 und 4)*. Der offene extrakranielle Anteil des Foramen lacerum *(4)* enthält Venen, den N. canalis pterygoidei, einen Ast der A. pharyngea ascendens und eine arterielle Anastomose zwischen A. carotis interna und A. canalis pterygoidei.

Nach antero-medial versetzt, parallel zum Canalis caroticus, auf der extrakraniellen vorderen Felsenbeinseite befindet sich der *Sulcus tubae auditivae (5)*, unmittelbar neben dem Processus tubae *(6)* des Os tympanicum, der knöchernen Wand der Tuba Eustachii. Dieser Processus liegt wiederum antero-medial vom Processus mastoideus *(7)*.

Die dritte Aufhellung, die antero-medial des Sulcus tubae auditivae, parallel zum Canalis caroticus verläuft, entspricht der *Fissura petrosquamosa superior (8)*. Sie trennt das Felsenbein von der Squama temporalis *(9)* etwa in Höhe des Abgangs des basalen Segmentes *(10)* des Processus zygomaticus.

Antero-medial der subtemporalen Fläche der Squama temporalis erkennt man den unteren oder zygomatischen Teil *(11)* der tempore-zygomatischen Fläche der *Ala major ossis sphenoidalis*. Die Crista sphenotemporalis *(12)* trennt diesen unteren vom oberen (temporalen) Teil der Ala major ossis sphenoidalis, der auf diesem Bild noch nicht zu sehen ist.

Der dorso-mediale Rand der Ala major ossis sphenoidalis *(13)* ist deutlich zu erkennen, er verläuft schräg nach dorso-lateral und bildet den Vorderrand des Foramen lacerum *(3 und 4)*.

Das Foramen ovale (14) liegt parallel zum dorsalen Innenrand der Ala major mit schräg nach antero-medial verlaufender Längsachse und verbindet die mittlere Schädelgrube mit der interpterygoidalen Region. Durch das Foramen ovale ziehen: der N. mandibularis, der R. meningeus accessorius der A. meningea media und der Plexus venosus foraminis ovalis.

Ganz vorne, in Höhe des basalen Segmentes des Processus zygomaticus, sieht man den *Processus frontalis zygomaticus (15)*. Er besitzt eine konkave antero-interne Fläche (▼), welche die untere Außenwand der Orbita bildet, eine konvexe dorso-externe Fläche (▽), die zur Fossa temporalis gehört, sowie eine dorsale Fläche (→), welche hier auf diesem axialen Schnittbild mit der Crista *(16)* der Facies orbitalis der Ala major ossis sphenoidalis artikuliert.

Ganz vorne medial auf dem Tomogramm sieht man das Nasenbein *(17)*.

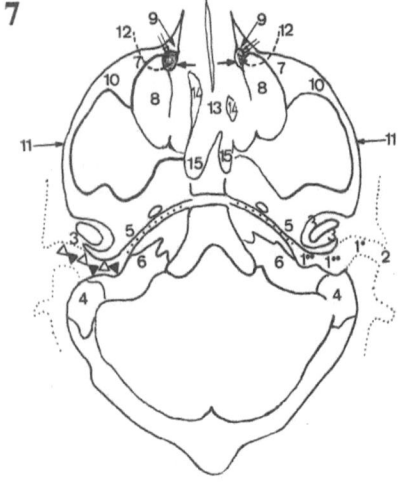

Abb. 7. Meatus acusticus externus, Fissura petrosquamosa superior, Luftkammern des Gesichtsschädels und Canalis lacrimalis.

Der Meatus acusticus externus (1) ist ein Kanal, der zunächst transversal von außen nach innen, und dann von hinten nach schräg vorn von der Concha *(2)* bis an die Membrana tympani zieht. Sein äußeres Drittel *(1')* besteht aus Knorpel, sein übriger Anteil aus Knochen *(1'')*. Die Vorderwand (▽) befindet sich nur durch eine dünne Fettgewebsschicht getrennt in unmittelbarer Nachbarschaft zum Kiefergelenk *(3)*. Zwischen Hinterwand (▼) und den Cellulae mastoideae *(4)* hingegen liegt ein unterschiedlich dickes knöchernes Septum.

Die Fissura petrosquamosa superior (......) verbindet den Unterrand der Squama temporalis *(5)* und das Felsenbein *(6)*.

Die konvexe Vorderwand *(7)* des *Sinus maxillaris (8)* ist mit dem Oberkiefer verbunden, dessen Processus frontalis *(9)* auf der Abbildung zu sehen ist. Lateral der Vorderwand des Sinus maxillaris befinden sich das Os zygomaticum *(10)* mit dem Processus zygomaticus *(11)*.

Im vorderen inneren Winkel des Sinus maxillaris erkennt man den *Canalis lacrimalis (12)*, einen knöchernen Kanal, der lateral vom Sulcus lacrimalis des Oberkiefers (⇉) und medial vom Os lacrimale (→) begrenzt wird.

Innerhalb der Sinus maxillares liegen die *Cellulae ethmoidales (13)* und die Conchae nasales mediae *(14)*, hinter denen sich die *Sinus sphenoidales (15)* abzeichnen.

Abb. 8. Mittelohr.

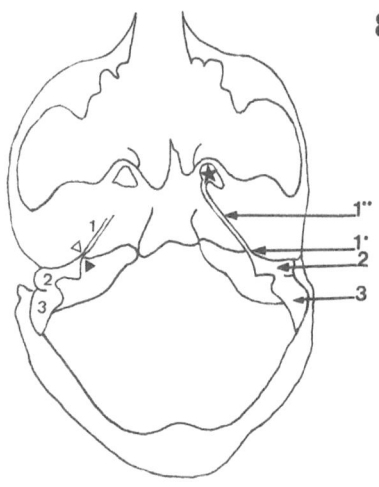

Das Mittelohr ist ein lufthaltiger Hohlraum und besteht aus drei Teilen: Tuba auditiva *(1)*, Cavum tympani *(2)* und Antrum mastoideum *(3)*, die parallel zur Felsenbeinlängsachse hintereinander liegen.

Die etwa 4 cm-lange *Tuba auditiva (1)* ist in ihrem dorsalen Drittel *(1')* ein knöcherner Kanal mit schrägem Verlauf nach antero-medial und reicht von der Vorderwand des Cavum tympani *(2)* bis an den Winkel zwischen Felsenbein (▼) und Squama (▽), auch Isthmus genannt. Hier ist die Tuba auditiva am engsten. Vor diesem Isthmus liegen die anterioren Abschnitte *(1'')* der Tuba auditiva, die aus Faserknorpel bestehen und sich nach anterior zunehmend erweitern. Die Tuba auditiva endet mit dem Ostium pharyngeum tubae auditivae, dem breitesten Teil der Tuba auditiva (★), in der lateralen Wand des Nasenrachens. Über die Tuba auditiva steht das *Cavum tympani (2),* das die Form einer bikonkaven Linse hat, in Verbindung mit dem *Anstrum mastoideum (3)*, einem großen mastoidalen Hohlraum, dessen Innenwand an den Sinus transversus grenzt.

Abb. 9. Foramen spinosum.

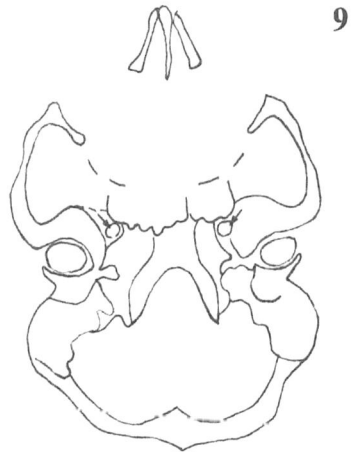

Das Foramen spinosum (→) befindet sich an der Innenseite der Ala major ossis sphenoidalis, dorso-lateral des Foramen ovale, das bei Abb. 6 besprochen wurde. Durch das Foramen spinosum ziehen die A. meningea media und der R. meningeus des N. maxillaris inferior.

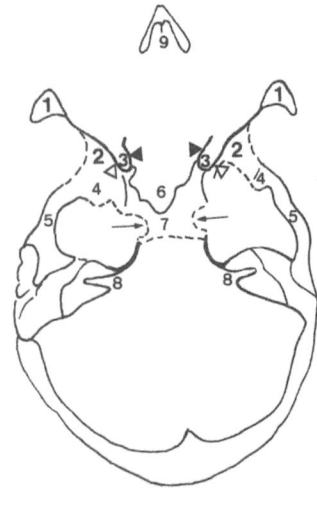

Abb. 10. Außenwand der Orbita, unterer Abschnitt des Os sphenoidale und Meatus acusticus internus.

Die Außenwand der Orbita (1 und 2) wird in ihrem vorderen Drittel vom Processus frontalis zygomaticus *(1)* (siehe auch Abb. 6) und in den übrigen zwei Drittel von der orbitären Fläche des großen Keilbeinflügels *(2)* gebildet. Dorso-medial der orbitären Seite des großen Keilbeinflügels erkennt man den unteren Teil des Canalis opticus *(3)*. Er wird medial von der oberen (▼) und lateral von der hinteren unteren Wurzel (▽) des kleinen Keilbeinflügels begrenzt.

Der untere Teil der Fossa temporalis *(4 und 5)* besteht vorn aus dem temporalen oder oberen Teil *(4)* des großen Keilbeinflügels, dem *unteren Abschnitt des Os sphenoidale* und dorsal aus dem unteren Segment *(5)* des Os temporale.

Man beachte außerdem:
- den dorso-inferioren Abschnitt des Sinus sphenoidalis *(6)*, begrenzt vom Keilbeinkörper *(7)*, sowie den seitlichen Einschnitt (→) des Sulcus des Sinus cavernosus oder Sulcus caroticus
- die beidseits symmetrisch verlaufenden *Meatus acustici interni (8)*
- das Nasenbein *(9)*

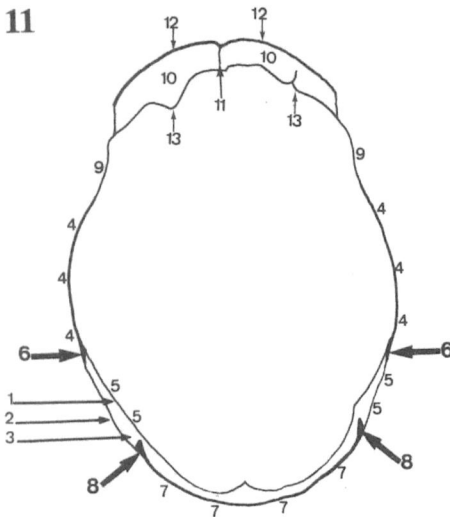

Abb. 11. Temporo-parieto-occipitale Schädelkalotte und Sinus frontalis.

Wie man hier deutlich sieht, besteht die Schädelkalotte aus drei knöchernen Schichten: *der Lamina interna (1), der Lamina externa (2)* und einer Spongiosaschicht, *der Diploe (3)*. Im Bereich des Os temporale *(4)*, das vom Os parietale *(5)* durch die Sutura parieto-temporalis *(6)* getrennt wird, fehlt die Spongiosaschicht. Zwischen Os occipitale *(7)* und Os parietale *(5)* verläuft die Sutura parieto-occipitalis *(8)* oder lambdoidea. Im oberen Abschnitt des Os sphenoidale *(9)*, genau unterhalb der Sutura coronalis, sind die drei Schichten der Schädelkalotte deutlich dünner als am übrigen Schädel (siehe Fall 6).

Die Sinus frontales (10) liegen zwischen den beiden Laminae des Os frontale, wobei die vordere Wand *(12)* dicker ist als die hintere *(13)*. Die Sinus frontales sind meistens asymmetrisch. Ihre Trennwand *(11)* kann deshalb sowohl medial verlaufen, wie in diesem Fall, als auch lateral versetzt.

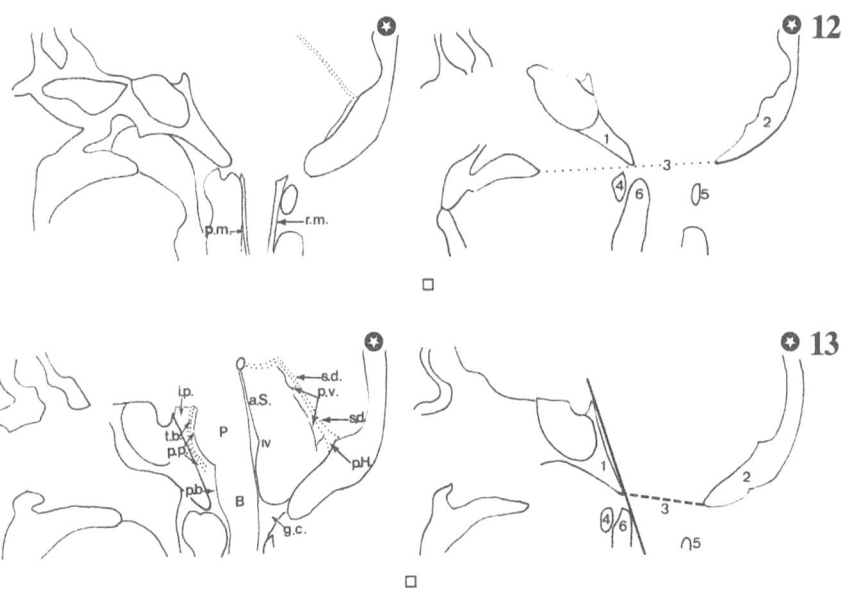

Abb. 12 und 13. Schädel-Hals-Übergang in sagittalen Rekonstruktionen.

Auf sagittalen Rekonstruktionen des Schädel-Hals-Überganges lassen sich die Knochenstrukturen und die umgebenden intrazerebralen Elemente ebenso sicher analysieren wie auf konventionellen medial-sagittalen Schichtaufnahmen des Schädel-Hals-Überganges bei einer Pneumoenzephalographie.

Aufnahmen im Knochenfenster (□) ermöglichen:
Einerseits im Lateralbild die Analyse der verschiedenen knöchernen Strukturen wie:
– Pars basilaris *(1)* und Squama occipitalis *(2)* mit dem Foramen magnum *(3)*, dessen Morphologie und antero-posteriorer Durchmesser leicht zu bestimmen sind.
– vorderer *(4)* und hinterer *(5)* Atlasbogen
– Dens axis *(6)*

Andererseits die Analyse der Zusammenhänge dieser verschiedenen knöchernen Bestandteile anhand der klassischen Linien und Winkel des Schädel-Hals-Überganges. In Abb. 12 haben wir z.B. die klassische occipito-palatine Linie oder Chamberlain-Linie (······) eingezeichnet und in Abb. 13 die basiläre Linie oder Thiebaut-Wackenheim-Vrousos-Linie (———), sowie die Mc Rae-Linie (-------), welche der lateralen Projektion des Foramen magnum entspricht und mit der occipito-palatinen Linie einen nach vorn offenen Winkel bildet.

Die sog. klassischen Fenster erlauben auch eine Analyse des intrazerebralen Nervengewebes, das die eben besprochenen verschiedenen knöchernen Elemente des Schädel-Hals-Überganges umgibt.

Auf Abb. 12 werden prämedulläre *(p.m.)* und retromedulläre Anteile *(r.m.)* der Medulla oblongata deutlich dargestellt.

Auf der Abb. 13 sind die präbulbäre Zysterne *(p.b.)* und die Cisterna magna *(g.c.)*, mit dem Bulbus *(B)* in ihrer Mitte, hervorragend abgebildet. Gut zu sehen sind ferner: die Cisterna interpeduncularis *(i.p.)*, die Cisterna perivermiana *(p.v.)* neben dem Sinus rectus *(s.d.)* und dem Confluens sinuum *(p.H.)*, sowohl der Aquaeductus mesencephali *(a.S.)* der IV. Ventrikel *(IV)* und die Cisterna praepontis *(p.p)* mit der A. basilaris *(t.b.)*. Zwischen dem IV. Ventrikel und der Cisterna praepontis befindet sich der Pons *(P)*.

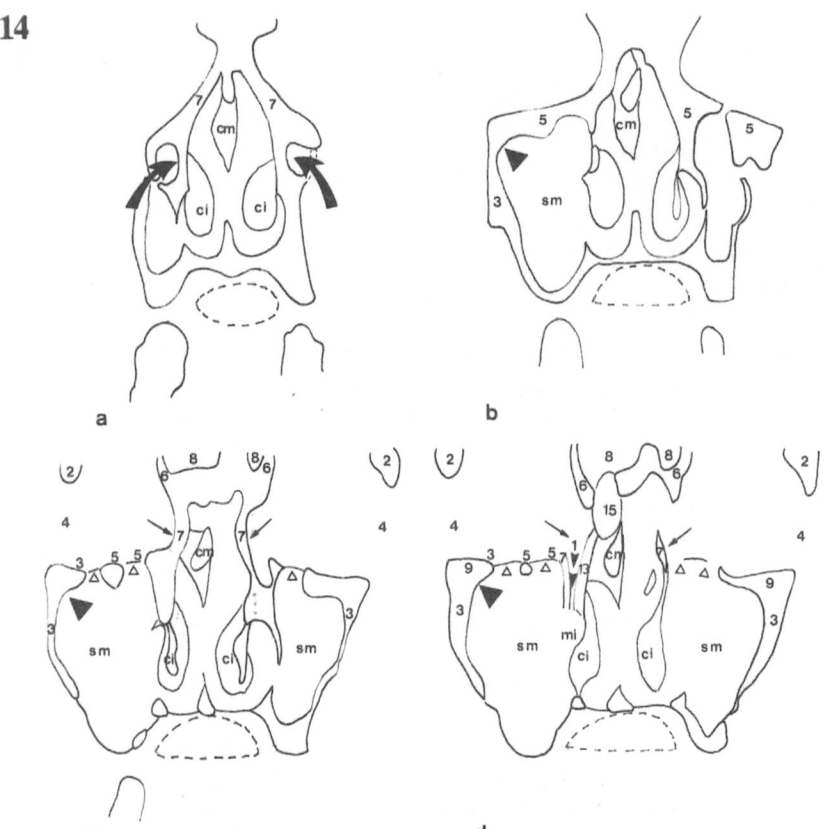

14

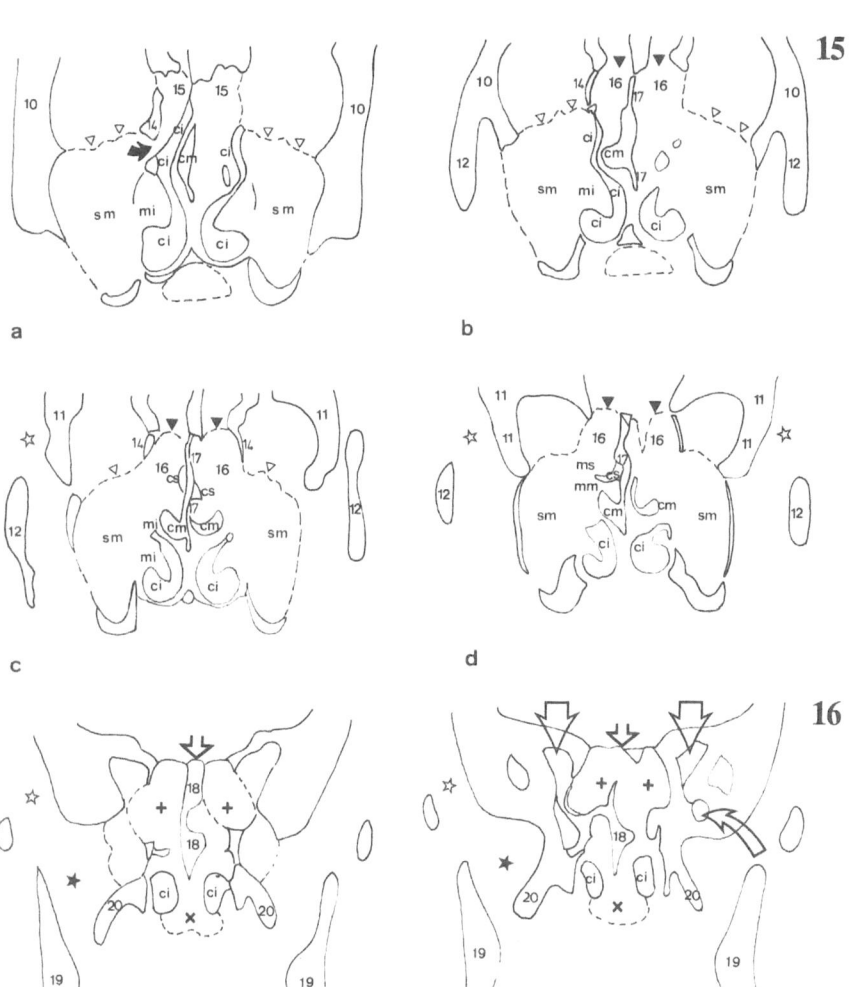

Abb. 14–16. Gesichtsschädel (von vorn).

Für den Radiologen gilt ebenso wie für den Anatomen: „Das Gesicht befindet sich unter dem vorderen Teil des Schädels" (Anatomie Humaine, H. Rouviere, Masson et Cie – Paris, 1962, p. 477). Man unterscheidet zwei große Bereiche: einen oberen und einen unteren. Der obere Bereich besteht wiederum aus vier Regionen: den beiden lateralen Orbitaregionen und den beiden medialen Regionen von Nase und Nasennebenhöhlen. Im unteren Bereich liegt beidseits symmetrisch neben den Nasenhöhlen, oberhalb des harten Gaumens, unterhalb der Orbita und vor der Fossa pterygo-maxillaris die Region der Sinus maxillares.

Die Fossa pterygomaxillaris bildet den dorsalen Teil des Gesichtsschädels, der durch die Tomographie zu einer radiologisch leicht zu untersuchenden Zone wurde. Die Radiosemiologie dieser Regionen des Gesichtsschädels soll anhand einer Serie frontaler, anterio-posteriorer Rekonstruktionen studiert werden (Abb. 14a–16b).

Der obere Bereich

1. Die Augenhöhlen

Aus didaktischen Gründen werden zunächst nur der knöcherne Rand der Augenhöhlen und die an ihn grenzenden, benachbarten Regionen behandelt. Auf den Inhalt der Augenhöhlen soll erst später eingegangen werden (Abb. 17 und 18).

Der Orbitarand (Abb. 14b–d) verläuft nicht gleichmäßig, kontinuierlich, sondern bildet medial, in Höhe des Sulcus lacrimalis *(1)* (Abb. 14d) eine Abstufung, wie ein „Schlüsselring".

Die einzelnen Abschnitte des Orbitarandes werden von folgenden Knochen gebildet:

Oberer Abschnitt: vom Pars orbitalis ossis frontalis (deutlicher sichtbar auf Abb. 18a).

Äußerer Abschnitt: im oberen Quadranten vom Processus zygomaticus *(2)* (Abb. 14c, d), im unteren Quadranten vom Rand des Os zygomaticum *(3)* (Abb. 14c, d). Man beachte die typische Dehiszenz der Sutura fronto-zygomatica *(4)*.

Unterer Abschnitt: im lateralen Drittel vom Rand des Os zygomaticum *(3)*, im medialen Bereich vom Oberkiefer *(5)* (Abb. 14b, c, d).

Innerer Abschnitt: von der Pars orbitalis ossis frontalis *(6)* und dem Unterrand der Crista lacrimalis anterior (→) des Processus frontalis des Oberkiefers *(7)*. Diese beiden Knochen bilden, wie schon beschrieben, eine Stufe.

Der interne Orbitarand entspricht beidseits dem externen Anteil des Sinus frontalis *(8)* und besteht aus einer knöchernen Lamina, die unmittelbar oberhalb des Processus frontalis des Oberkiefers liegt. Da diese knöcherne Lamina sehr dünn ist, kommt es bei pathologischen Veränderungen des Sinus frontalis leicht zu einer Mitbeteiligung des Inhaltes des Augenhöhle.

Die Orbitawände werden von folgenden knöchernen Strukturen gebildet:

Der Orbitaboden: (Abb. 14d und Abb. 15a, b) als Fortsetzung des unteren Orbitarandes vom Processus orbitalis ossis zygomatici *(9)* und vorne medial zu drei Viertel vom Oberkiefer *(5)*. Diese Wand ist sehr dünn (▽) und deshalb bei Traumata des Gesichtsschädels häufig mitbetroffen.

Die Außenwand: (Abb. 15a, b, c, d) in ihrem vorderen Drittel von der Facies orbitalis ossis zygomatici *(10)* und im hinteren Bereich von der Facies orbitalis alae majoris ossis sphenoidalis *(11)*. Dieser hintere Bereich (Abb. 14c, d) gehört zur Fossa temporalis (☆) deren äußere Grenze das Os zygomaticum bildet (Abb. 4).

Die Innenwand: (Abb. 14d, Abb. 15a, b, c) von anterior nach posterior vom Processus frontalis des Oberkiefers *(7)* und dem Unguis *(13)* (welche zusammen den Sulcus lacrimalis (►►) (Abb. 14d) bilden, der den Saccus lacrimalis enthält und unten als Canalis lacrimalis endet), vom Os planum *(14)* (Abb. 15a–c), zu drei Viertel von den Massae laterales des Siebbeines und im vorderen Bereich von dem Os sphenoidale.

Der Radiologe sollte die knöchernen Bestandteile dieser Innenwand kennen, zumindest aber über die Nachbarschaftsbeziehungen zu den angrenzenden Strukturen informiert sein. Der vordere Anteil der Innenwand grenzt an das innere, ethmoidale Segment der Basis des Sinus frontalis. Wenn die Cellulae ethmoidales gut entwickelt sind, stehen sie in unmittelbarem Kontakt zum Sinus frontalis und führen zu meist vier Vorwölbungen, den Bullae ethmoidales *(15)* (Abb. 15a). Die hinteren drei Viertel der inneren Orbitawand grenzen an das hintere, obere Segment der Nasenhöhlen *(16)* (Abb. 15b–d).

2. *Die Nasenhöhlen*
Die Nasenhöhlen, zwei unregelmäßige Höhlen, liegen beidseits der Mittellinie im oberen Bereich des Gesichtsschädels unterhalb der vorderen Schädelgrube. Sie werden durch eine innere Wand unterteilt, das Septum nasi osseum, eine dünne, sagittale, knöcherne Lamina. Das Septum nasi osseum wird im oberen Bereich von der Lamina perpendicularis *(17)* (Abb. 15b–d), gebildet und im hinteren, unteren Bereich vom Vomer *(18)* (Abb. 16a, b). Beide knöchernen Bestandteile sind auf den axialen Schichtaufnahmen gut zu erkennen (Abb. 3).

Bezüglich des Ansatzes der Conchae nasales inferiores unterscheidet man in den Nasenhöhlen zwei Bereiche: einen hinteren, oberen und einen vorderen, unteren.

Der hintere, obere Bereich (Abb. 15b–d und 16a, b) liegt unterhalb der Lamina cribrosa des Os ethmoidale (▼), an das sich der Processus ethmoidalis ossis sphenoidale (⇒) anschließt, und enthält die beiden knöchernen Conchae nasales media *(cm)* und superior *(cs)*. Zwischen diesen Conchae liegen der Meatus nasi medius *(mm)* und der Meatus nasi superior *(ms)*, die über Öffnungen in Verbindung mit den benachbarten Nasennebenhöhlen stehen: dem Sinus frontalis, dem Sinus ethmoidalis und dem Sinus maxillaris.

Der vordere, untere Bereich (Abb. 14a–d und 15a–d) wird durch die Conchae inferiores *(ci)* begrenzt, deren Außenwand den Meatus nasi inferior bildet *(mi)*, der ziemlich ausgedehnt ist und die Öffnung des Canalis nasolacrimalis enthält (➜) (Abb. 15a).

Die Choanen (hintere Öffnungen der Nasenhöhlen) (Abb. 16b) sind die Verbindungszone zwischen Nasenhöhlen (++) und Cavum (×). Durch diese ovalen Öffnungen mit großem Längsdurchmesser sieht man die dorsalen Abschnitte der Conchae inferiores *(ci)* und mediae.

Der untere Bereich

1. Sinus maxillaris (Kiefernhöhle, Antrum Highmori)
Die Sinus maxillares *(sm)* sind zwei symmetrische Höhlen in der Mitte des Oberkiefers (Abb. 14a–d und 15a–d). Sie gehören zu den Nasennebenhöhlen und sind mit dem Cavum nasi durch den Hiatus maxillaris verbunden. Die Kiefernhöhle hat die Form einer hohlen, dreieckigen Pyramide mit der Spitze (▼) im Bereich des Os zygomaticum *(3)*, mit einer medialen, nasalen Basis und jeweils einer oberen, vorderen und hinteren Seitenfläche.

Die obere Seite entspricht dem Orbitaboden (siehe oben) und *die vordere, konvexe Seite* der Fossa canina des Oberkiefers. Oberhalb der Fossa canina, einige Millimeter unterhalb des Orbitarandes, liegt das Foramen infraorbitale (➤), durch das der N. maxillaris superior (Abb. 14a) zieht. Diese Seite ist auf den axialen Schichtaufnahmen besonders gut zu sehen (Abb. 7). Da beide Seitenflächen aus dünnen, knöchernen Laminae bestehen, sind sie bei traumatischen Prozessen häufig mitbeteiligt. *Die Basis* des Sinus maxillaris entspricht der Außenwand der Nasenhöhle, also den Conchae nasales superior, media und inferior sowie den unter den Muscheln gelegenen Nasengängen, dem Meatus nasi superior *(ms)*, medius (m.m) und inferior *(mi)*. Im Bereich des Meatus nasi medius *(mm)* mündet der Canalis maxillaris, die Verbindung zwischen Sinus maxillaris und Cavum nasi.

Zusammenfassend muß jedoch betont werden, daß die Knochenstrukturen des Gesichtsschädels aufgrund ihrer geringen Wanddicke computertomographische Studien nicht gerade begünstigen. Die normale, radiologische Analyse des Gesichtsschädels mittels konventioneller Schichtaufnahmen ist unbestreitbar wesentlich informativer und der Computertomographie hinsichtlich der diagnostischen Aussagekraft eindeutig überlegen.

2. Die hintere Seite des Gesichtsschädels (pterygo-maxilläre Region)
Es handelt sich um eine „anatomisch tief gelegene" Region im Grenzbereich der Regio temporalis (☆), masseterica (★), pharyngea (✕) und nasalis (++).

Dank der Tomographie läßt sich auch diese Zone gut röntgenologisch analysieren. Ihre obere Grenze wird durch den unteren (zygomatischen) Anteil der Außenseite des großen Keilbeinflügels und durch die Temporalregion gebildet, ihre untere Grenze (Abb. 2) durch eine horizontale Fläche, die tangential zum Unterrand des Oberkiefers verläuft. Beide Bereiche lassen sich im axialen Schnittbild sehr gut darstellen (Abb. 6). Die äußere Grenze (die der Innenseite des Ramus mandibulae *(19)* entspricht) und die innere Grenze (die dem äußeren Bereich des Processus pterygoideus *(20)* entspricht) hingegen sind besser auf frontalen Schnittbildern zu beurteilen (Abb. 16a, b). aufgrund der engen anatomischen Beziehungen der pterygo-maxillären Region zu ihren (oben beschriebenen) Nachbarregionen, greifen häufig pathologische Prozesse dieser benachbarten Regionen (insbesondere Cavum nasi) auf sie über. Ferner enthält sie den N. maxillaris superior, der nahe des medialen Anteiles der Fissura orbitalis superior (⇨) durch das Foramen rotundum (⮕) zieht, sowie den N. maxillaris inferior, der durch das Foramen ovale durchtritt (Abb. 6).

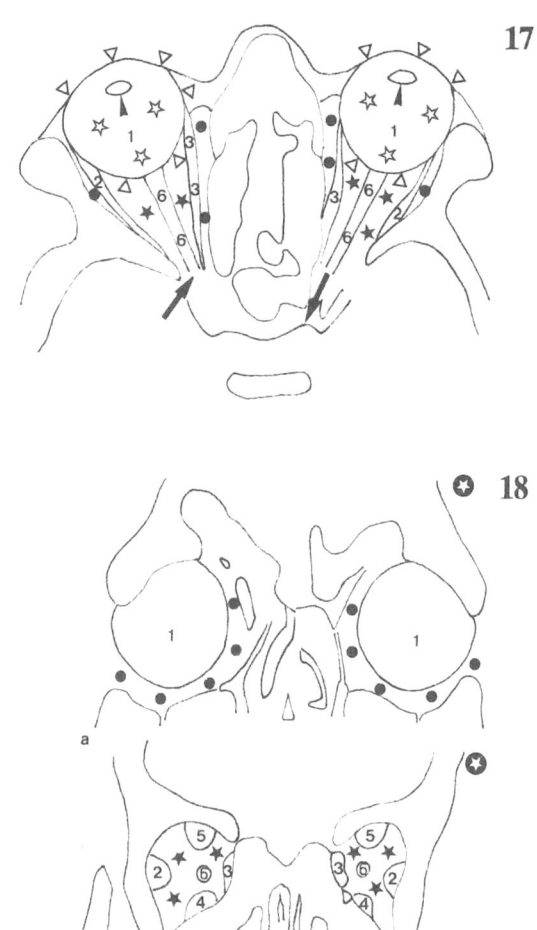

Abb. 17 und 18. *Orbita.*

Wir wollen hier keine detaillierte Radioanatomie der Orbita durchführen, sondern nur ein paar grundsätzliche Begriffe erläutern, damit der Leser einige Übungen mit krankhaften Veränderungen des Gesichtsschädels analysieren kann.

Zu einer gründlichen Untersuchung der Orbita gehören außer axialen auch koronale und sagittale Schichtaufnahmen. Aufgrund ihrer anatomischen Präzision bevorzugen wir in unserer Abteilung Rekonstruktionsprogramme. Aus technologischen Gründen ist es ratsam, die Bilder der Orbitaregion nach Kontrastmittelinjektion zu befunden, da die radiologische Analyse hierdurch aussagekräftiger wird, bedingt durch die ausgeprägte Vaskularisation einiger anatomischen Elemente des Auges.

Man unterscheidet folgende Regionen:

Der Augapfel (1). Durch die Tomographie läßt sich vor allem die anatomische Lage des Augapfels in der Orbita beurteilen, nicht so gut jedoch sein anatomischer Aufbau. Der „unregelmäßige runde" Augapfel liegt im vorderen Bereich der Augenhöhle, nahe ihrer Außenwand, aber ohne direkten Kontakt zur Innenwand (Abb. 17) und ist leicht nach außen gerichtet. Die Wand (▽) des Augapfels ist immer dichter als seine eher transparenten medialen Anteile (☆), bei denen man jedoch ganz vorne ebenfalls einen hyperdensen Bezirk erkennen kann: die Linse (►).

Der Conus. Eigentlich immer ist im axialen Schnittbild (Abb. 17) eine Beurteilung der lateralen Muskelgruppen des Augapfels möglich (M. rectus externus *(2)*, M. rectus internus und M. obliquus superior *(3)*). Die unteren und oberen Augenmuskeln (M. rectus inferior *(4)*, M. rectus superior und M. levator palpebrae superioris *(5)*) können 1 oder 2 Millimeter außerhalb der Schichtebene liegen und lassen sich dann nicht analysieren. Auf frontalen Rekonstruktionen sind hingegen sämtliche Augenmuskeln deutlich zu erkennen (Abb. 18b).

Der intrakonische Bereich (★), der aus läppchenförmigem Fettgewebe besteht und dadurch radiologisch hypodens ist, wird von anterior nach posterior vom N. opticus *(6)* durchzogen. Der N. opticus *(6)* tritt im Bereich des unteren Pols des Augapfels aus, zieht in Richtung des Canalis opticus (→) und bildet so die Achse des Muskelconus. Gelegentlich ist er im axialen Bild in seiner ganzen Länge sichtbar (Abb. 17). In der frontalen Rekonstruktion (Abb. 18b) wird der Nerv vom intrakonischen Fettgewebe verdeckt und läßt sich nicht darstellen. Nach Kontrastmittelinjektion ist eine Beurteilung der V. ophtalmica meist möglich, die dem N. opticus anliegende A. ophtalmica hingegen läßt sich nur schwer erkennen.

Der extrakonische Bereich (●) besteht ebenfalls aus Fettgewebe und umhüllt den vorderen Bereich des Augapfels mit einer Aussparung im oberen, äußeren Quadranten der Orbita. Hier liegt die Glandula lacrimalis. Auf frontalen Rekonstruktionen läßt sich dies sehr schön darstellen (Abb. 18a). Im inneren Augenwinkel befindet sich der Saccus lacrimalis.

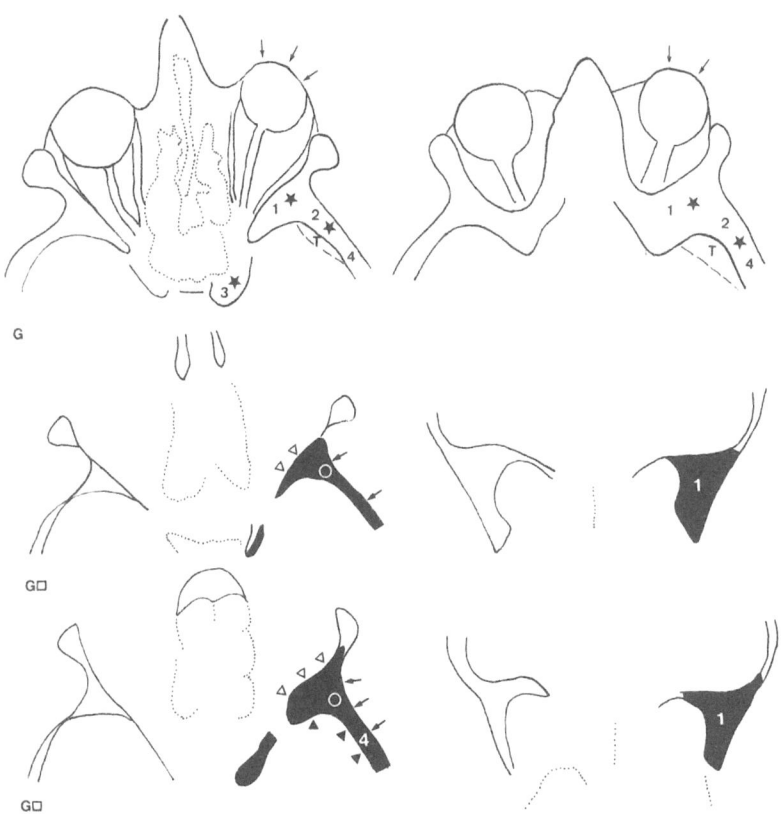

Fall 1

Auf der rechten Seite läßt sich hier deutlich eine *Verbreiterung* (★) der orbitären *(1)* und temporo-zygomatischen *(2)* Anteile des großen Keilbeinflügels sowie des Processus clinoideus anterior *(3)* und der hierdurch hervorgerufene Exophthalmus (→) erkennen. Welche charakteristischen radiologischen Zeichen weist diese Verbreiterung auf?

– *Wesentlich ist der homogene, hyperdense Charakter dieser Verbreiterung.*

– Ursache der Veränderung ist eine Verdickung der Tabula interna; man beachte auf der rechten Seite die ausgeprägte Vorwölbung (▽) der Ala major ossis sphenoidalis in die Augenhöhle und das dorsale „Vortreten" (▼) der temporo-zygomatischen Abschnitte der Ala major ossi sphenoidalis im Bereich der zerebralen Schläfenregion. Die Tabula externa (→) behält hingegen ihre gleichmäßige Kontur.

– Die Verbreiterung des Knochens reicht bis zur rechten Squama temporalis *(4)* und ist im Bereich des Os sphenoidale (○) am stärksten ausgeprägt.

Neben diesen knöchernen radiologischen Zeichen muß auch eine intrazerebrale Veränderung beachtet werden: die vermehrte Dichte des zerebralen

Parenchyms *(T)*, die kennzeichnend ist für eine tumoröse Ausbreitung intrakranieller Prozesse.

Alle diese Zeichen sind typisch für infiltrierende Meningeome und in diesem Fall pathognomon für ein Meningeom der rechten Ala major ossis sphenoidalis.

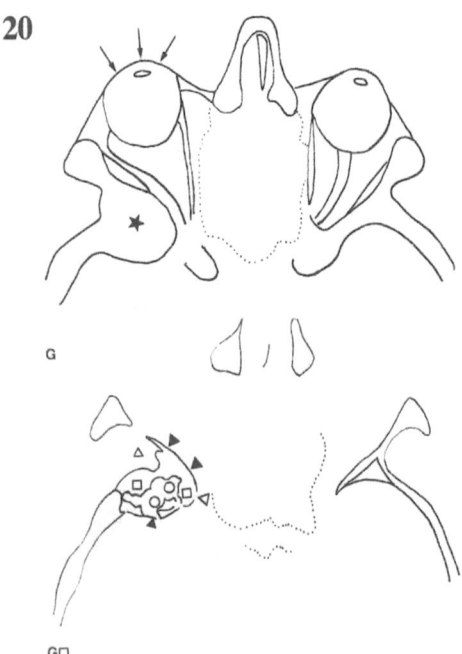

Fall 2

Das linke Os sphenoidale (★) ist hier im Vergleich zum rechten deutlich vergrößert, was zu einem Exophthalmus des linken Auges (→) führt. Die der Vergrößerung zugrunde liegenden knöchernen Veränderungen weisen folgende radiologische Charakteristika auf:
– *Eine unregelmäßige, unterschiedlich stark ausgeprägte Auftreibung der Cortialis* mit unterschiedlichen Dichtewerten, zum Teil deutlich (▼), zum Teil kaum sichtbar, so daß insgesamt der Eindruck von Unschärfe entsteht (▽).
– Diese Auftreibung ist Folge einer deutlichen Größenzunahme der Diploe, deren Spongiosastruktur durch *ausgeprägt inhomogenes Material* verändert ist. Unterschiedlich große Rundherde mit hohen Dichtewerten (○) befinden sich neben hypodensen Arealen (□).

Aufgrund der oben beschriebenen radiologischen Zeichen kommt an erster Stelle als Diagnose eine *Knochenmetastase* in Betracht, die sich bei konventionellen Röntgenuntersuchungen in Form einer Osteosklerose äußert. In unserem Fall handelt es sich um die Metastase eines Prostatacarcinoms.

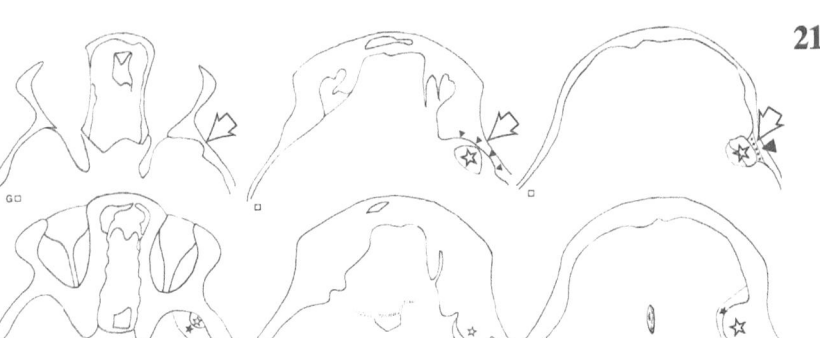

Fall 3

Diese Tomogramme zeigen eine *intrazerebrale Verkalkung* (☆) im Bereich der rechten Fossa temporo-frontalis.

Zunächst muß *die Lokalisation* der Verkalkung bestimmt werden. Sie befindet sich im Bereich der rechten Fossa temporo-frontalis, genau in Höhe des *Os sphenoidale* (⇨).

– Die Verkalkung ist ziemlich *homogen* und *dicht*. Auf der temporalen Fläche des großen Keilbeinflügels (▼) verläuft sie der knöchernen Kontur angepaßt leicht keilförmig. An der Basis der Sutura coronalis (▶) steht sie breitflächig mit der *Tabula interna des Knochens* in Verbindung (·····), wodurch sich ein pilzförmiges Aussehen ergibt.

– Die Verkalkung ist im Bereich des temporo-fronto-basalen Cortex in das zerebrale Parenchym vorgewölbt, begrenzt von einer leicht hyperdensen Zone (★).

Lokalisation und Morphologie der Verkalkung führen zu folgendem Befund: die Verkalkung ist pathognomon für *ein exostosierendes sphenoidales Meningiom*.

Fall 4

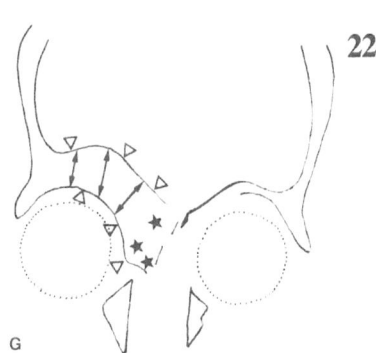

Auf diesem Bild sollte bei der Analyse sofort *die Auftreibung des linken Orbitadaches* auffallen. Außer der Lokalisation sieht man noch folgende typische Zeichen:

– Die Auftreibung des Orbitadaches geht einher mit einer ausgeprägten Verbreiterung der Diploe (↔).
– Die Corticalis wirkt zwar unscharf und verschwommen, jedoch ingesamt harmonisch (▽).

Diese drei Charakteristika erlauben die Verdachtsdiagnose: *orbitäre fibröse Dysplasie*. Diese Krankheit tritt bei der selben Altersgruppe wie die Meningiome auf. Im Gegensatz zu Meningiomen besteht die Veränderung der Diploe aus fibrösem, knorpeligem Gewebe und ist dadurch radiologisch weniger dicht. Gegen das Vorliegen eines Morbus Paget spricht die zwar etwas unscharfe, ansonsten jedoch intakte Corticalis.

– Als viertes, typisches Merkmal sollte noch die Verlegung der Nasennebenhöhlen beachtet werden (★), ein radiologisches Zeichen, das die orbitäre fibröse Dysplasie gewöhnlich begleitet.

Die orbitäre fibröse Dysplasie führt ferner zu einer Veringerung des Orbitavolumens und damit zu einem Exophthalmus.

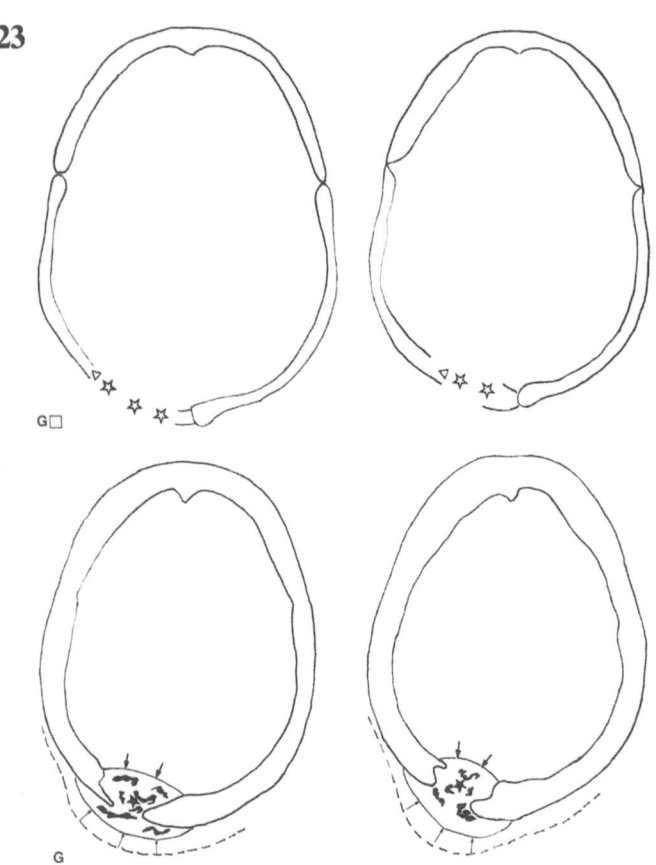

Fall 5

Diese Bilder zeigen einen *tumorösen Prozeß* im Bereich *des linken parasagittalen Schädeldaches*. Um eine Diagnose hinsichtlich der Ätiologie stellen zu können, sollte die radiologische Analyse der Bilder in zwei Etappen erfolgen:

1. Beurteilung der knöchernen Strukturen:(□) im Bereich des linken, parietalen, parasagittalen Schädeldaches besteht ein ausgedehnter, wie ausgestanzt wirkender Defekt (☆) durch *Osteolyse der drei knöchernen Schichten* (Tabula interna, Diploe und Tabula externa). Die Konturen der knöchernen Erosion sind unscharf, wie „angenagt" (▽), ohne osteosklerotische Reaktion.

2. Analyse der Umgebung des knöchernen Defektes: Im Bereich der Osteolyse befindet sich ein ziemlich *heterogenes Gewebe* (★) mit abwechselnd hyper- und hypodensen Zonen. Dieses Gewebe reicht ohne Grenzschicht bis an das zerebrale Parenchym (→) und die umgebenden extrazerebralen Weichteile (→).

Alle diese radiologischen Befunde sind typisch für *maligne Prozesse des Schädeldaches*. Da Metastasen am häufigsten vorkommen, müssen sie an erster Stelle erwähnt werden.

Bei der Formulierung des Röntgenbefundes muß darauf geachtet werden, daß sowohl bei der Computertomographie als auch bei konventionellen Röntgenuntersuchungen der Begriff „Defekt" nur im Zusammenhang mit osteolytischen Zonen der Schädelkalotte verwendet werden darf. Veränderungen der Umgebung des kraniellen Defektes sollten hingegen als „tumoröser Prozeß" bezeichnet werden.

24

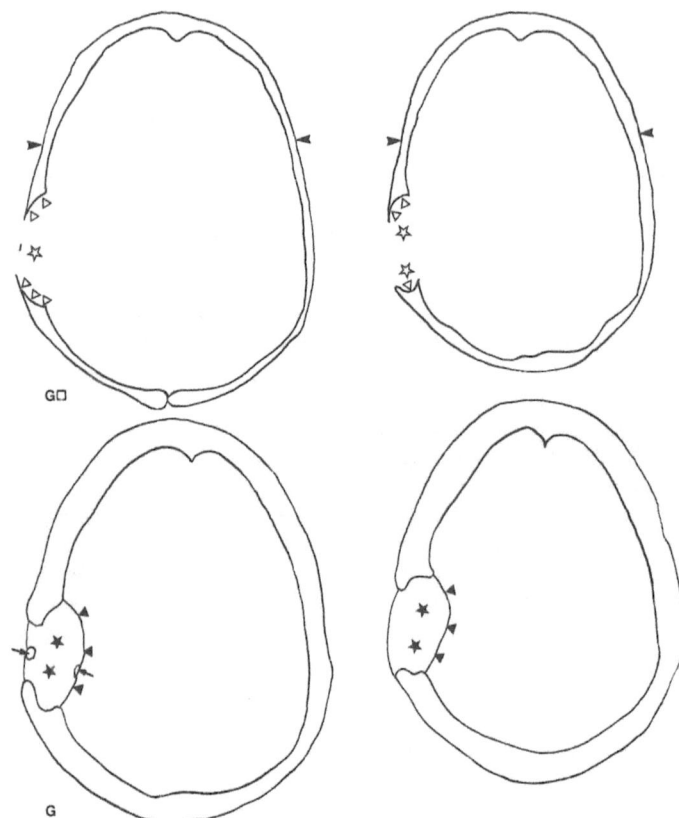

Fall 6

Hier handelt es sich erneut um einen *tumorösen Prozeß des Schädeldaches*. Die radiologische Analyse erfolgt wieder in zwei Schritten:

1. Analyse der knöchernen Strukturen der Schädelkalotte: Man sieht einige Millimeter hinter der Sutura coronalis (►) im Bereich des Os parietale einen *Defekt* (☆) mit glatt begrenztem, abgerundetem Vorder- und Hinterrand (▽). Dieser Befund kann nur die Folge einer Arrosion mit Veränderung der Spongiosastruktur der Diploe sein, die Tabula interna und externa auseinanderdrängt.

2. Analyse der Umgebung des Defektes: Im Bereich der diploischen Veränderung sieht man einen ovalen Herd (★), mit von vorne nach hinten verlaufender Längsachse, aus *relativ homogenem Gewebe*. Die vorderen und hinteren bogenförmig verlaufenden Grenzen des ovalen Herdes entsprechen dem Vorder- und Hinterrand des kraniellen Defektes. Der äußere, bogenförmige Rand des Herdes weist die gleiche Konvexität auf wie eine intakte, nicht erodierte Tabula externa des Os parietale. Die Erosion ist nicht vollständig. Einige kleine Knochenreste sind noch vorhanden (→). Der innere Rand des ovalen Herdes besteht aus einer feinen, bandförmigen Verdichtung (▼) mit einem kleinen Ossikel (→), dem Rest der erodierten Tabula interna. *Die extrakraniellen Weichteile und das zerebrale Parenchym in der Umgebung des Rundherdes weisen keine Veränderungen auf.*

Diese radiologischen Befunde sind charakteristisch für einen *benignen tumorösen Prozeß des Schädeldaches mit langsamer progressiver Entwicklung*. Aufgrund des glatt abgerundeten Vorder- und Hinterrades des kraniellen Defektes kommt differentialdiagnostisch in erster Linie eine *Epidermoidzyste* in Frage.

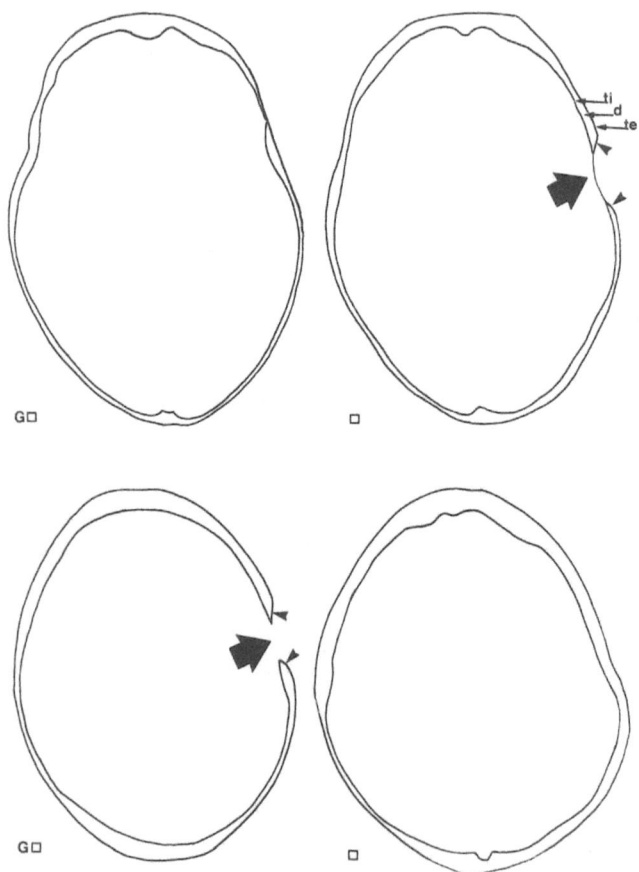

Fall 7

Auf dieser Abbildung fällt sofort ein großer Defekt im Bereich der fronto-parietalen Schädelkalotte auf (➡). Bei der Diagnosestellung müssen zwei grundlegende radiologische Befunde beachtet werden:

– *Die Ränder* des fronto-parietalen Defektes haben ein ganz besonderes Aussehen, sie *sind facettiert* (▸). Die Tabula externa *(te)* und die Tabula interna *(ti)* werden durch eine knöcherne Brücke verbunden, die vom knöchernen Aufbau her der Corticalis der Tabulae ähnelt.

– Das radiologische Bild der drei Schichten der Schädelkalotte, Tabula interna *(ti)*, Tabula externa *(te)* und Diploe *(d)*, ist normal. Selbst im Bereich des Defektes liegen keinerlei Konturunregelmäßigkeiten vor.

Diese radiologischen Zeichen sind *pathognomon für post-traumatische kranielle Defekte oder ovale Öffnungen des Schädels*.

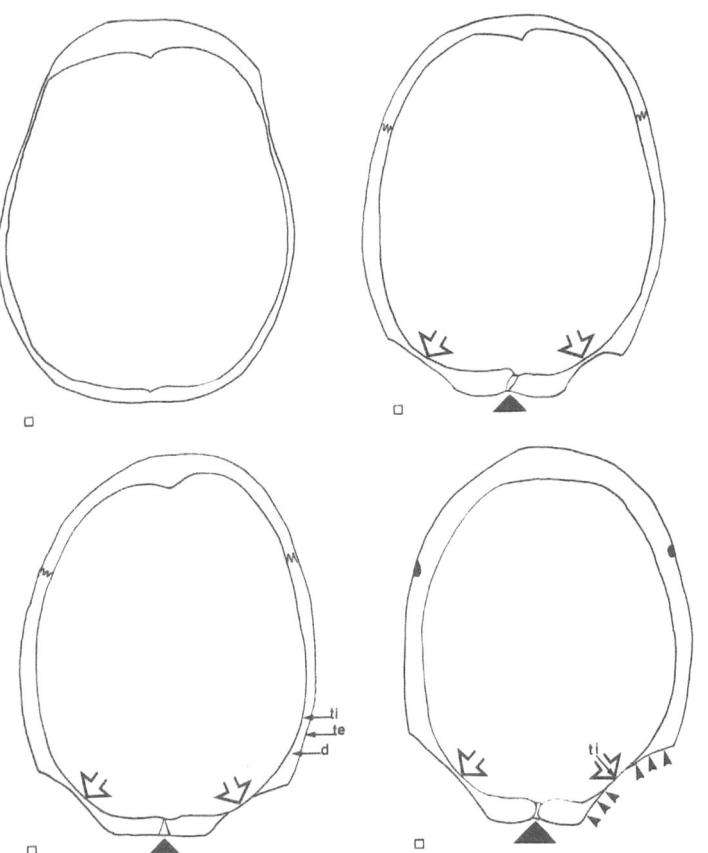

Fall 8

Symmetrische parietale Verdünnung beidseits der Sutura sagittalis (⇒):
– Die Verdünnung liegt im Bereich des *dorsalen Os parietale*, einige Millimeter von der Sutura sagittalis (▲) entfernt
– Die Konturen (►) dieser Verdünnung sind schräg von außen nach innen abgeflacht, in ihrem zentralen Bereich ist lediglich die Tabula interna *(ti)* erhalten, die ihre übliche gleichmäßige Wölbung jedoch beibehält. Die Verdünnung entsteht demnach durch einen Defekt in der Knochenstruktur von Tabula externa *(te)* und Diploe *(d)*.

Diese radiologischen Befunde sind *pathognomon* für die *kongenitalen Fenestrae parietales Bonnaire*.

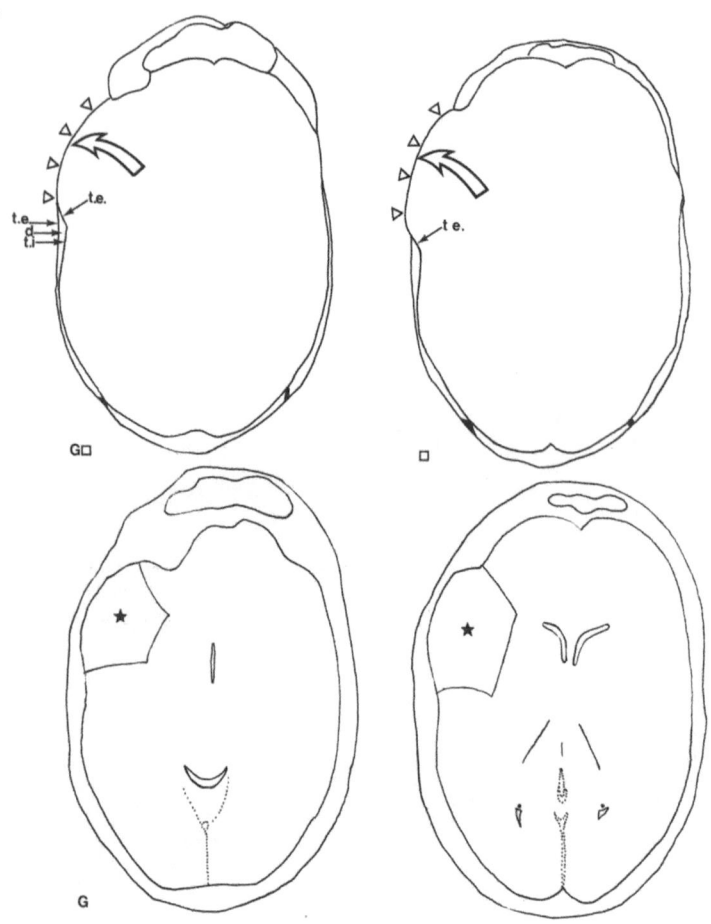

Fall 9

Vorwölbung und Verdünnung des Schädeldaches im fronto-parietalen Bereich links.

– *Die Verdünnung* (▽) entsteht durch einen *Defekt der Tabula interna (ti) und der Diploe (d)*. Die abgerundeten (→) Ränder dieses Defektes werden alleine durch die Tabula externa verbunden, die nach außen *vorgewölbt* ist (⇨).

– Im Bereich dieser knöchernen Vorwölbung liegt intrazerebral, cortical eine inselartige, viereckige, hypodense Zone (★), mit ähnlichen Dichtewerten wie Liquor cerebrospinalis.

Die radiologischen Befunde der Knochen sind *pathognomon* für eine entweder *angeborene* oder *während der Kindheit erworbene intrazerebrale Erkrankung*. In diesem Fall sprechen die radiologischen Zeichen der Hypodensität für eine angeborene subarachnoidale Zyste.

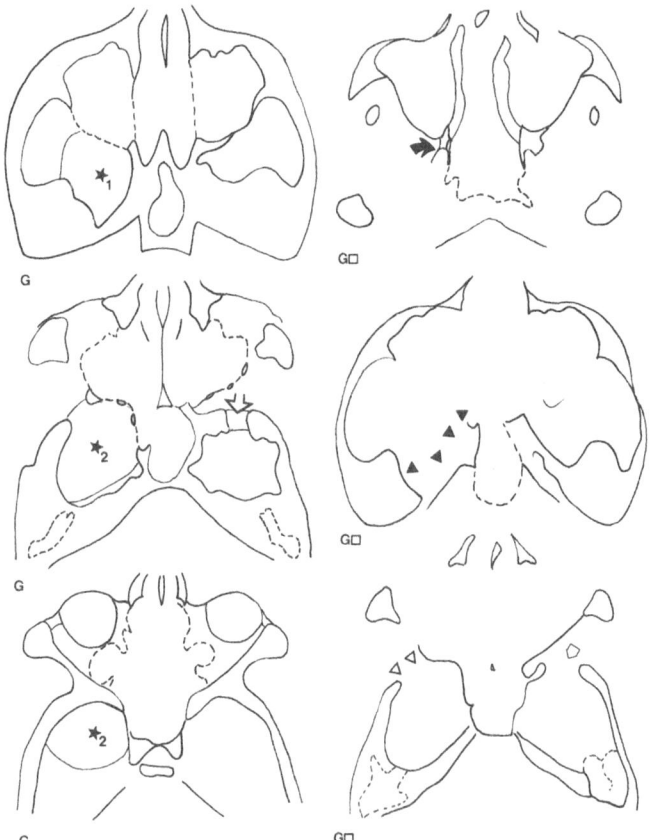

Fall 10

Diese Schnittbilder zeigen einen *tumorösen Prozeß im temporo-basalen Bereich des Schädels* (★). Würde man bei der Befundung als einziges Kriterium nur die Hyperdensität des Prozesses berücksichtigen, so kämen differentialdiagnostisch mehrere Ätiologien in Frage. Berücksichtigt man bei diesem Fall noch folgende radiologische Zeichen, so kann man sich auf eine einzige Diagnose festlegen:
- Der äußere Flügel des linken Processus pterygoideus (➜) läuft spitz zu. Seine Konturen sind unscharf, verwischt.
- Die subtemporale Seite der Ala major ossis sphenoidalis (▼) und das antero-mediale Segment der Squama temporalis links (▽) weisen osteolytische Veränderungen auf.
- Im Bereich der rechten antero-medialen Squama temporalis besteht ebenfalls eine Osteolyse (⇨).

Aufgrund der *doppelseitigen osteolytischen Veränderungen der Schädelbasis* muß differentialdiagnostisch in erster Linie an *Knochenmetastasen* gedacht werden. Die Metastase links reicht sowohl bis in den extrakraniellen Raum der linken Fossa pterygoidea *(1)*, als auch bis in den intrakraniellen Bereich der Fossa temporalis sinistra *(2)*. Die Metastase rechts (⇨) bleibt auf den Knochen begrenzt.

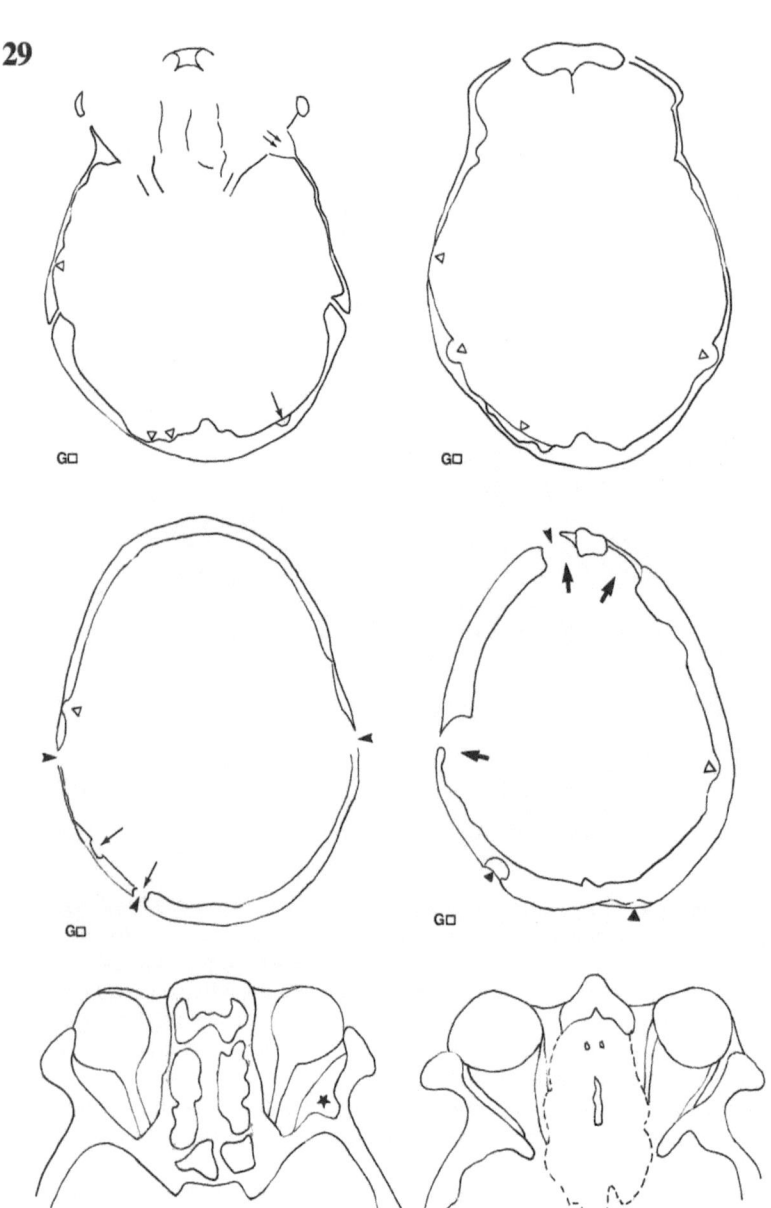

Fall 11

Bei diesem Fall sind die *multiplen Defekte der Schädelkalotte* äußerst eindrucksvoll. Eine radiologische Analyse sollte folgende drei Fragen klären:
1. Wie groß sind die Defekte? Sie sind von ganz unterschiedlicher Größe. Die Skala reicht von punktuellen (→) Veränderungen bis zu großflächigen Osteolysen des Schädeldaches (→).
2. Wie ist die Verteilung der Defekte? Sie sind auf der gesamten Schädelkalotte, teilweise sogar im Bereich der Schädelbasis, verstreut.
3. Welche knöchernen Strukturen sind betroffen? Die Defekte sind entweder verursacht durch:
– eine Erosion der Tabula externa mit Verschmälerung der Diploe bei intakter Tabula interna (▼).
– oder eine Erosion der Tabula interna mit Verschmälerung der entsprechenden Diploe bei intakter Tabula externa (▽).
– oder eine Erosion aller drei knöchernen Schichten, wodurch sich Defekte ergeben, die wie „ausgestanzt" wirken (►).

Wie dieses Beispiel zeigt, entspricht das schrittweise Vorgehen bei der Analyse eines Computertomogrammes dem Vorgehen bei der Beurteilung eines konventionellen Röntgenbildes bei lückenhafter Schädelkalotte. Auch hier kommen zwei Differentialdiagnosen in Betracht: *Multiple Metastasen* oder *multiple Myelome*. Ohne weitere klinische Daten ist es nicht möglich, sich auf eine der beiden Diagnosen festzulegen.

Gegenüber den konventionellen Röntgenuntersuchungen hat die Computertomographie den Vorteil, daß sowohl knöcherne Läsionen als auch deren intra- und extrakranielle Ausbreitung in *einem Untersuchungsgang* beurteilt werden können. In diesem Fall von multiplen Metastasen konnte durch eine weitere radiologische Analyse im Bereich des Defektes der orbitären Seite des rechten, großen Keilbeinflügels (⇉) eine kleine extrakonische, hyperdense Zone (★) festgestellt werden, Zeichen einer intra-orbitären, extrakonischen Ausbreitung der Metastase.

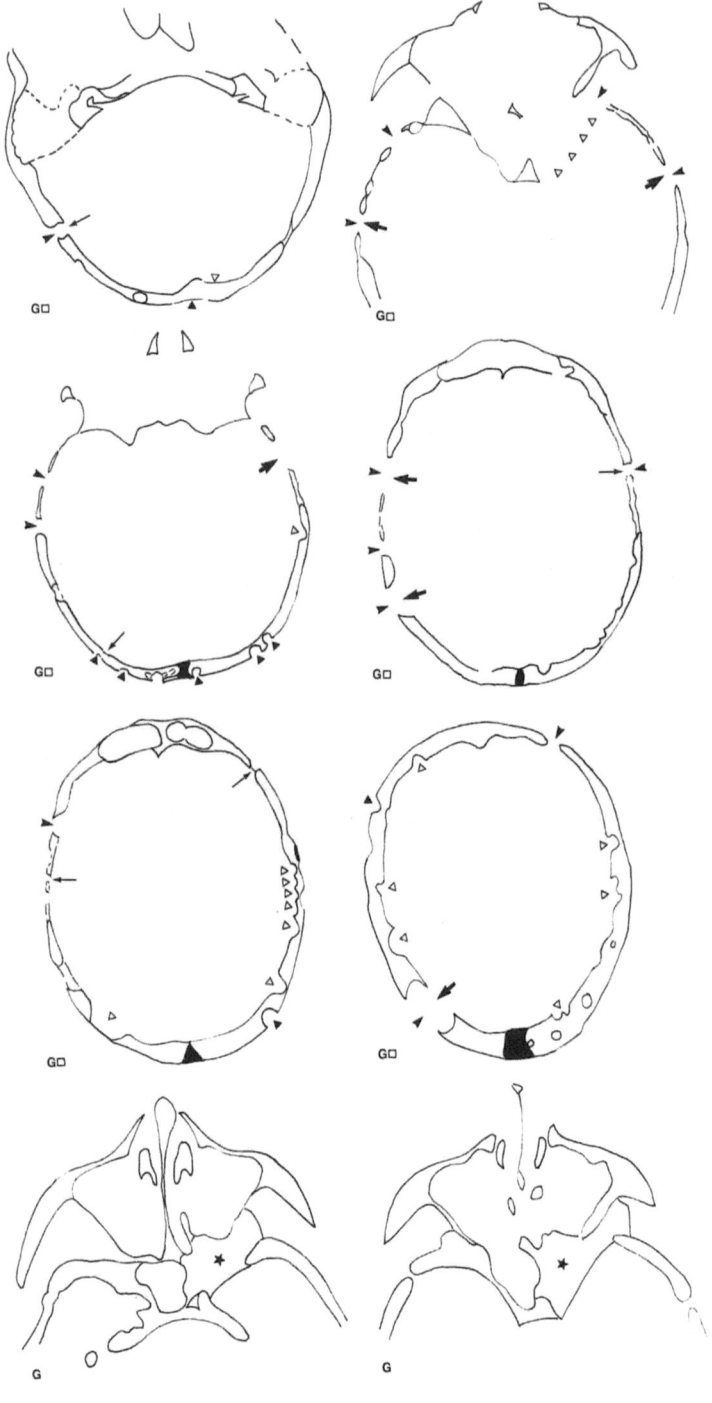

Fall 12

Dieser Fall gleicht dem vorangegangenen. Dieselbe radiologische Analyse muß angewandt werden. Es handelt sich um ein *Multiples Myelom*. Eine Besonderheit dieses Falles besteht in der Ausdehnung des Prozesses auf die rechte Seite des Sinus sphenoidalis (★).

Ohne Übertreibung kann man sagen, daß die Diagnose einer, wie in diesem Fall, auf die Region der Schädelbasis begrenzten metastatischen Ausbreitung bei einer konventionellen Röntgenaufnahme des Schädels vermutlich nicht gestellt worden wäre. *Unserer Meinung nach sollte deshalb bei generalisierten Veränderungen der Schädelknochen die Indikation zu einer CT-Untersuchung nicht mehr in Frage gestellt werden.*

31

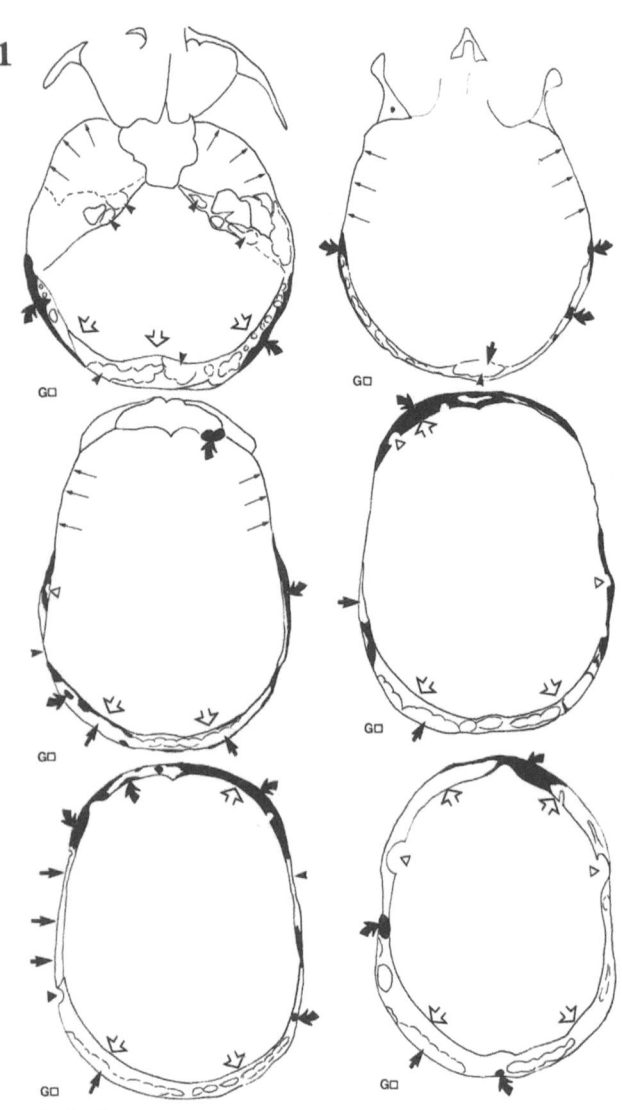

Fall 13

Diese Übung zeigt ebenfalls eine generalisierte Erkrankung des knöchernen Schädels. Welche radiologischen Zeichen liegen vor? Kann eine Diagnose gestellt werden?

Zunächst fällt eine *Verdickung der Schädelkalotte* auf. Hierdurch ergeben sich folgende Fragen:
– *Welche knöcherne Struktur ist für diese Verdickung der Schädelkalotte verantwortlich?* Bei sorgfältiger Analyse *aller* Schichtebenen erkennt man eine Verbreiterung der Kalotte in ihrem occipito-parieto-frontalen Bereich (⇒) bei

118

intakten, schmalen Squamae temporales (→). Da im Bereich der Squamae temporales die Schicht der Diploe im Gegensatz zur übrigen Schädelkalotte fehlt, liegt es nahe, einen Zusammenhang zwischen *Diploe und Verdickung der Schädelkalotte zu vermuten.*
- *Wie sieht die Verbreiterung der Diploe aus?* Sie ist *inhomogen* und besteht alternierend aus *Zonen mit Rarefizierung der Knochenbälkchen* (→) bis hin zu einer Auslöschung von Tabula interna (▽) und externa (▼) (es entsteht der Eindruck von knöchernen Defekten (►)), sowie aus *Osteosklerosezonen* (➥), die wie Knochenkerne aussehen und durch Reparationsvorgänge hervorgerufen werden.

Diese, hier beschriebenen radiologischen Befunde sind typisch für den *Morbus Paget*. Unter der Voraussetzung, daß die Knochenstruktur der *gesamten* Schädelkalotte in *allen* Schichtebenen systematisch, computertomographisch untersucht wird, werden die erwähnten Zeichen *pathognomon* für den Morbus Paget.

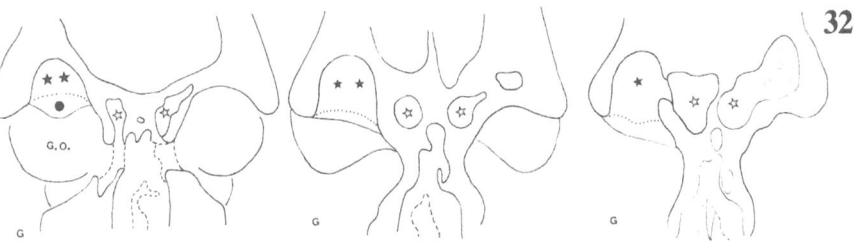

Fall 14

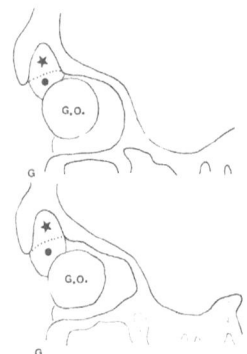

Diese Abbildung zeigt eine Serie frontaler Schnittbilder des vorderen, oberen Teiles des Gesichtsschädels, ergänzt von einem Sagittalbild des anterioren Bereiches der Orbita links. Die radiologische Analyse ergibt folgende Befunde:

a) *Verschattung des linken lateralen Bereiches (★) des Sinus frontalis* bei normaler Pneumatisation medial (☆) und rechts lateral (○).

b) *Das Fehlen des vorderen Teiles des linken Orbitadaches* (······) sowie die dorsale Vergrößerung des linken Sinus frontalis (★★).

c) Trotz massiver Ausdehnung des Prozesses im linken Sinus frontalis und Arrosion des vorderen Teiles des Orbitadaches bis hin zur totalen Auflösung erfolgte *nahezu keine Ausbreitung in den intraorbitären Raum*. Lediglich im vorderen oberen äußeren Quadranten der Orbita (●) sieht man geringradige Veränderungen, jedoch ohne Vortreibung des Augapfels *(G.O.)*, der seine normale anatomische Lage beibehält.

Alle diese radiologischen Charakteristika, mit *topographischer* (Sinus frontalis *a*) und *spezifischer Information (a, b, c),* sind *pathognomon* für eine *frontale Mukozele.*

33

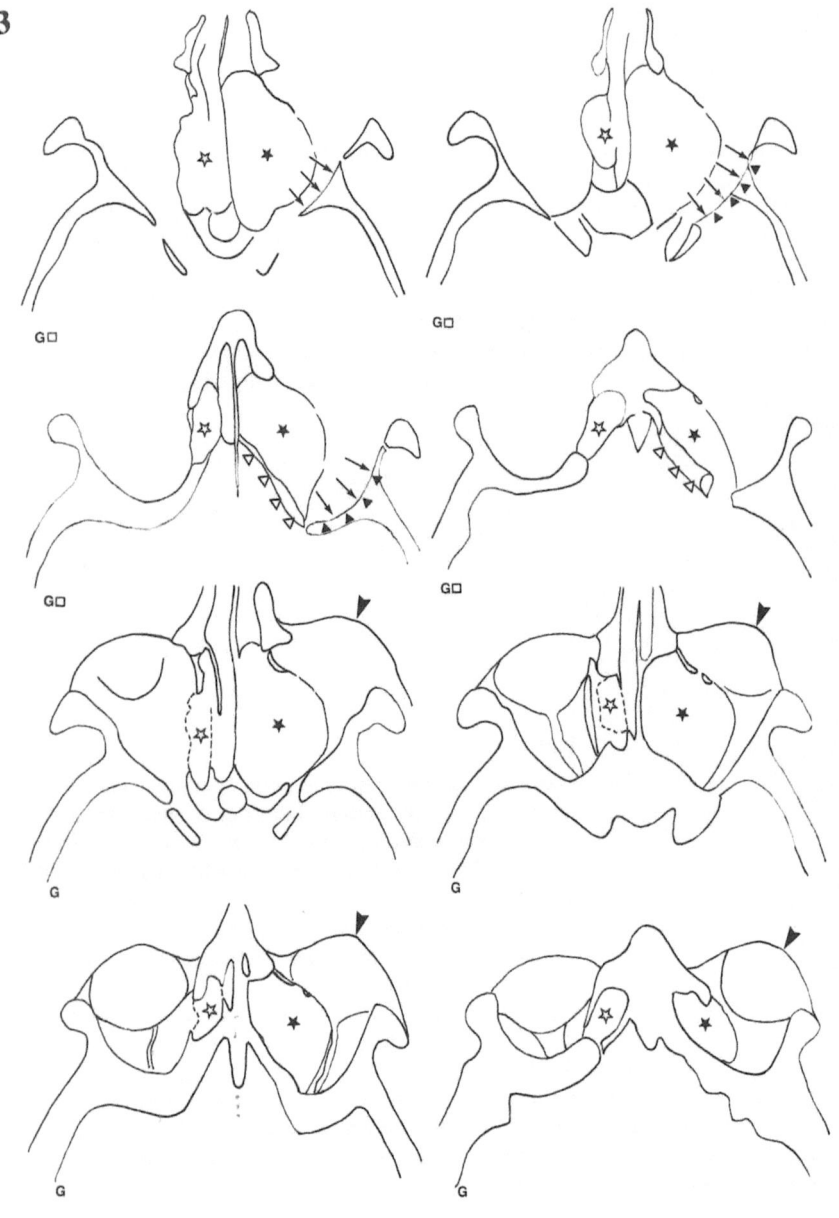

120

Fall 15

Dieser Fall weist Ähnlichkeit mit Fall 14 auf und zeigt:
– Im Vergleich zur linken (☆) Seite *eine ausgeprägte Vergrößerung* und *Verschattung der rechten Cellulae ethmoidales (★)*.

In einigen Punkten unterscheiden sich die radiologischen Befunde jedoch vom vorhergehenden Fall:
– Die Veränderung im Bereich der Cellulae ethmoidales dextrae weist alle Merkmale eines *langsam progredienten extrakonischen intraorbitären tumorösen Prozesses* auf. Hierdurch kommt es zu einer Erweiterung der rechten Augenhöhle mit Verdrängung des orbitären Teiles der verschmälerten (▼) rechten Ala major ossis sphenoidalis nach lateral (→) und Arrosion (▽) des inneren Teiles des rechten Orbitadaches, sowie zu einem Exophthalmus rechts (►).
– Ferner besteht noch ein ganz spezifisches radiologisches Zeichen: Die *exakte Abgrenzung* des Prozesses im Bereich der Cellulae ethmoidales dextrae durch einen *feinen osteosklerotischen Randsaum* ist besondes im vorderen Teil des Außenrandes deutlich ausgeprägt. Dies ist *pathognomon* für eine *ethmoidale Mukozele*.

34

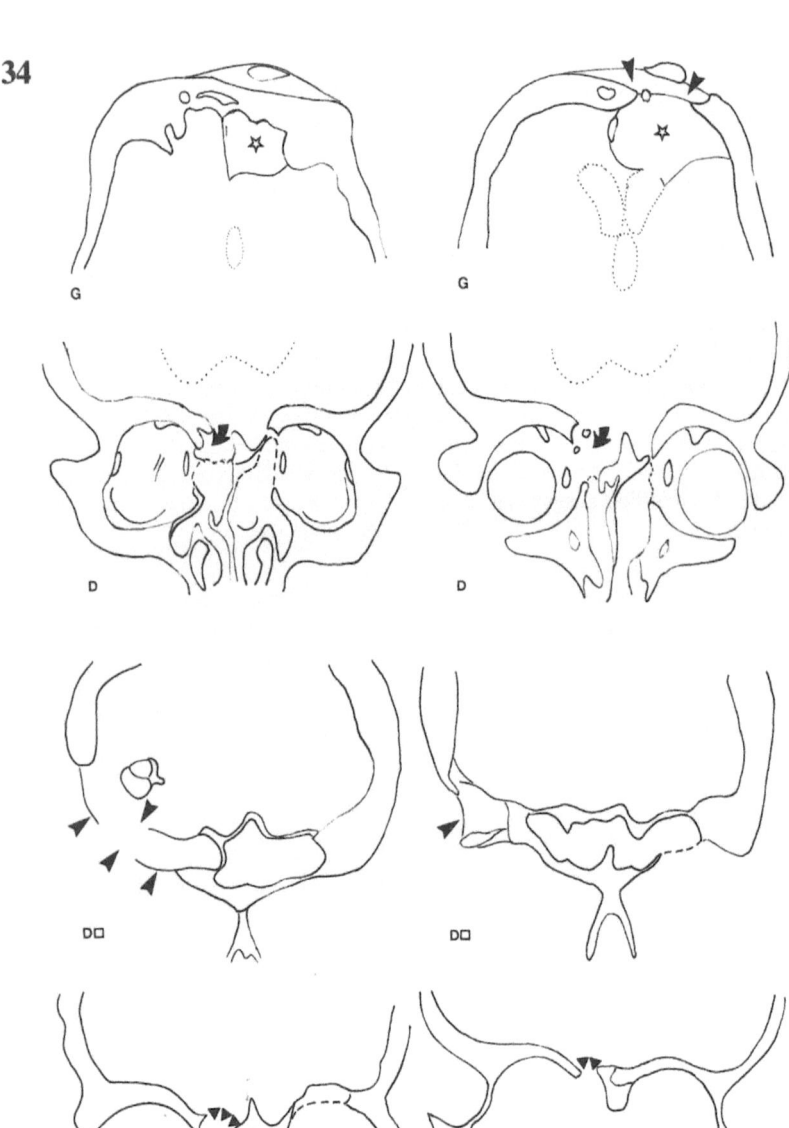

122

Fall 16

Bei diesem Fall fällt zunächst ein Defekt (►) der rechten, anterioren, parasinusalen, frontalen Kalotte auf, sowie eine hypodense, parenchymatöse Zone in unmittelbarer Nachbarschaft dazu (☆): Residuen eines Schädeltraumas.
Anhand dieser Übung sollen aber darüber hinaus zwei weitere Punkte besprochen werden:
1. *Das Risiko, bei Untersuchung von lediglich einer Schichtebene kleinere Läsionen zu übersehen.*
2. *Die Indikation konventioneller Schichtaufnahmen.*

Tatsächlich zeigen die axialen Schichtaufnahmen folgende Befunde nicht:
- Den *kleinen Defekt* am inneren Winkel des rechten Orbitadaches (▼)
- Die *Protrusion* (➥) *des frontalen Zerebralparenchyms* durch den Defekt in den oberen Bereich der Cellulae ethmoidales dextrae.

Anhand dieser beiden radiologischen Zeichen kann mittels *zweier Bilder* in koronaler Ebene verblüffend leicht die Diagnose einer *kleinen posttraumatischen ethmoidalen Enzephalozele gestellt werden.* Konventionelle Schichtaufnahmen sind in diesem Fall überflüssig, wodurch Zeit und Geld gespart wird.

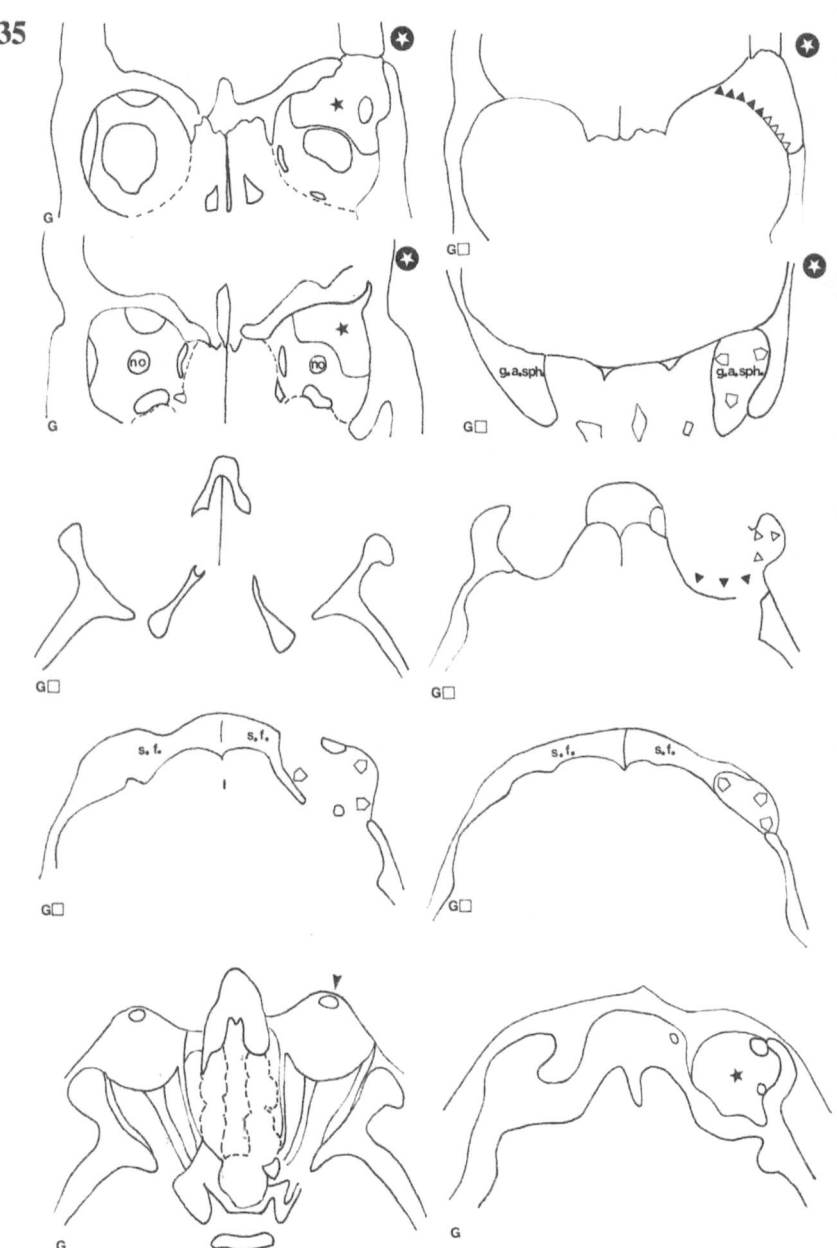

Fall 17

Die frontalen Rekonstruktionsbilder der Augenhöhle (O) ermöglichen es hier einen extrakonischen, intraorbitären, tumorösen Prozeß (★) im oberen äußeren Quadranten der Orbita zu diagnostizieren. Durch die radiologische Analyse kann man diesen Befund noch präzisieren.

Ein typisches radiologisches Zeichen stellt bereits die *topographische Lage* des tumorösen Prozesses im oberen äußeren Quadranten dar, dem anatomischen Sitz der Glandula lacrimalis.

Ein weiteres radiologisches Charakteristikum sind die Veränderungen der *knöchernen Strukturen* in der Umgebung des tumorösen Prozesses:
- Die Arrosion reicht von den äußeren zwei Dritteln (▽) des rechten oberen Orbitarandes bis zum rechten äußeren Orbitarand (▼).
- Die Arrosion dehnt sich bis in den Bereich der rechten Ala major ossis sphenoidalis *(g.a.sph.)*, die dadurch aufgetrieben ist (⇨), aus.
- Die Arrosion verläuft auch nach cranial in Richtung des rechten Sinus frontalis *(s.f.)* der ebenso wie der große Keilbeinflügel aufgetrieben ist (⇨).

Die *exakte Begrenzung* des tumorösen Prozesses innerhalb der Augenhöhle ist ein weiteres wichtiges radiologisches Merkmal. Es besteht nur ein geringgradiger Exophthalmus rechts (►). Der rechte N. opticus *(no)* bleibt von der Veränderung verschont.

Anatomische Lokalisation des tumorösen Prozesses, sowie die ausgeprägte Diskordanz zwischen seiner exakten Begrenzung innerhalb der Augenhöhle und den ausgeprägten knöchernen Arrosionen sind spezifisch für eine *Mischgeschwulst der Glandula lacrimalis*.

36

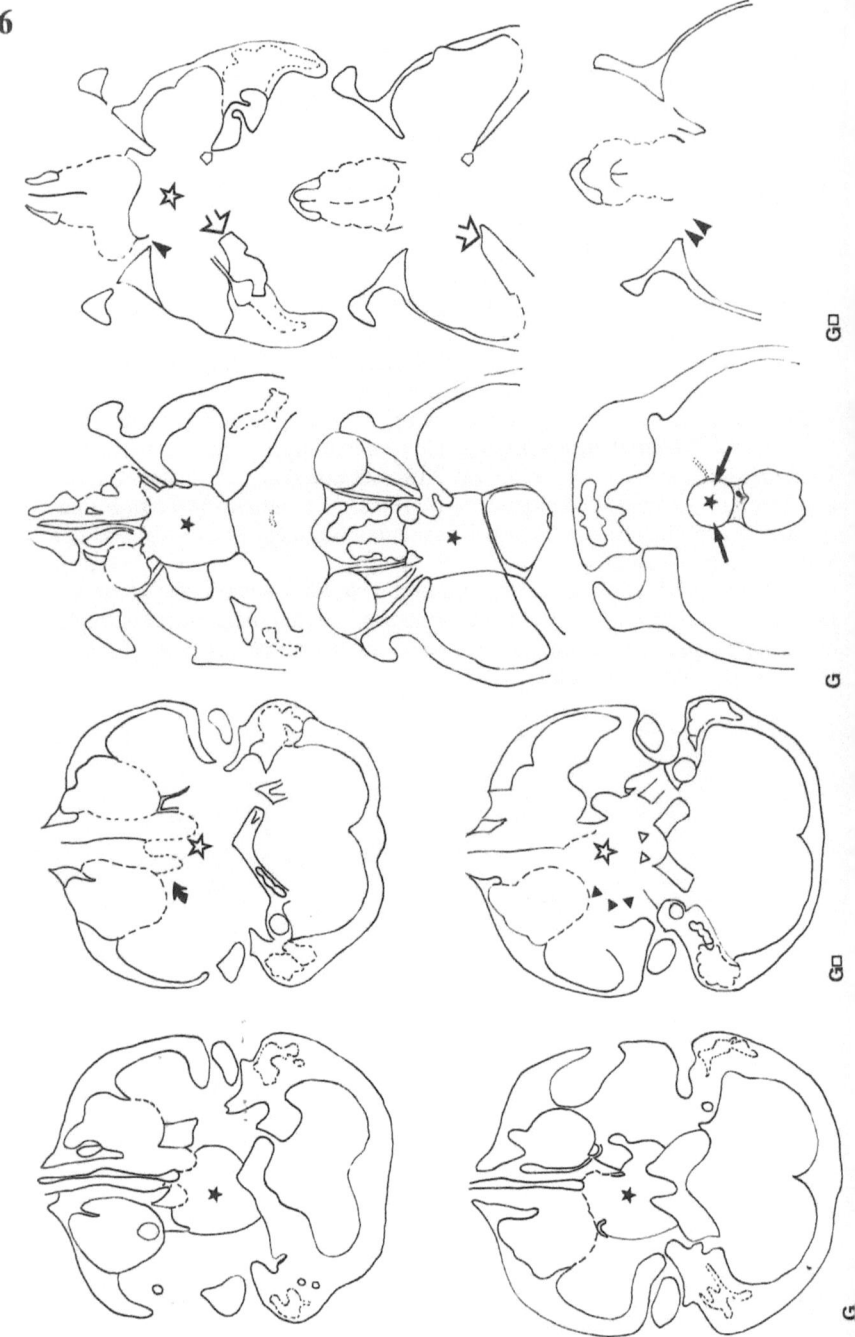

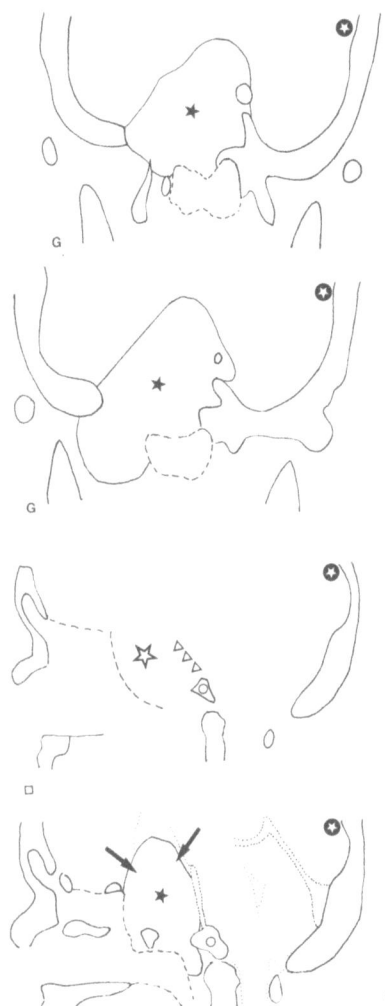

Fall 18

Die Abbildung zeigt einen tumorösen Prozeß (★) der mittleren Schädelgrube mit Ausdehnung in die vordere und hintere Schädelgrube. Dieser Fall verdeutlicht erneut, daß die *radiologische Analyse der knöchernen Strukturen im CT* zur präzisen Befundung knöcherner Defekte ausreicht. *Konventionelle Schichtaufnahmen zur Untersuchung der Schädelbasis können aufgeschoben werden oder erübrigen sich sogar ganz.*

Analysieren wir nun die knöchernen radiologischen Befunde

1. In der mittleren Schädelgrube erkennt man:
 - Eine ausgeprägte Arrosion (➔) des linken Processus pterygoideus mit Osteolyse seines Ansatzes (▼) (auf frontalen Rekonstruktionen deutlicher sichtbar als auf axialen Schnittbildern)
 - Eine Arrosion der temporalen (▼) Seite des linken großen Keilbeinflügels (sowohl auf den axialen Bildern als auch auf den frontalen Rekonstruktionen gut sichtbar)
 - Eine Arrosion der oberen mittleren zwei Drittel (▽) des Clivus (auf axialen Bildern nur andeutungsweise, auf medialen sagittalen Rekonstruktionen deutlich zu erkennen). Nur noch die okzipitale Spitze des Clivus (○) ist erhalten.
 - Die Pneumatisation des Sinus sphenoidalis (☆) fehlt.

2. In der vorderen Schädelgrube sieht man:
 - Eine totale Arrosion (►) des linken Processus clinoideus anterior (gut zu sehen auf den axialen Schichtaufnahmen)

127

3. In der hinteren Schädelgrube findet man:
– Eine Arrosion der linken Felsenbeinspitze (⇒), die nicht mehr eckig (⇨) wie auf der rechten Seite, sondern geradlinig verläuft.

Im Bereich dieser knöchernen Arrosionen und des Sinus sphenoidalis hat sich ein tumoröser Prozeß (★) entwickelt mit Ausbreitung bis hin zu den Cisternae optochiasmaticae (→). Die Ausdehnung dieses tumorösen Prozesses läßt sich auf den frontalen und sagittalen Rekonstruktionen besser beurteilen als auf den axialen Bildern.

Prozesse unterschiedlicher Ätiologie können solche Bilder verursachen; hier handelte es sich um ein *infiltrierendes Hypophysenadenom*.

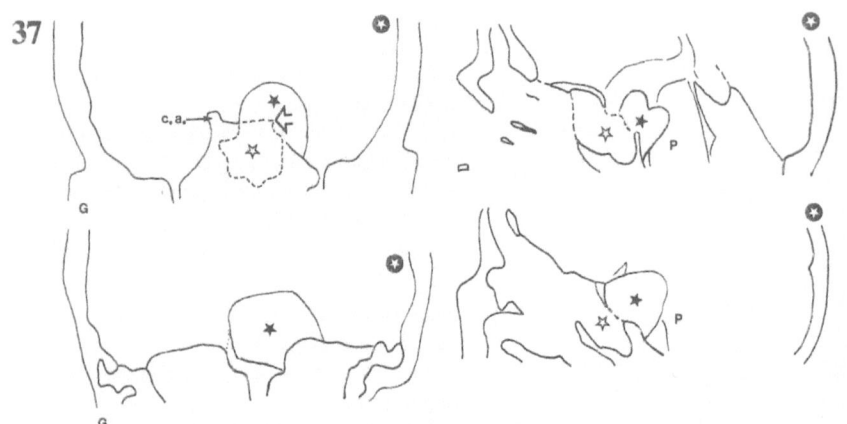

Fall 19

Die Diagnose – tumoröser Prozeß (★) der mittleren Schädelgrube – ist hier relativ leicht zu stellen. Anhand einer genauen radiologischen Analyse soll jedoch auch nach einer Ätiologie gesucht werden. Wie in anderen Übungen beginnen wir mit einer Beurteilung der Knochenstrukturen (□).

An den knöchernen Strukturen (□) lassen sich folgende Befunde erkennen:
– *Eine Arrosion* der Hinterwand des Sinus sphenoidalis (▼) und des dorsalen Teiles (▽) seiner *rechten* (▽) *Außenwand ohne Verschattung des Sinus* (☆).
– *Eine Arrosion* der *rechten* Hälfte (►) des Dorsum sellae
– *Verwaschene Konturen* des *rechten* Processus clinoideus anterior (⇒)
Bemerkenswert ist der Kontrast zwischen den ausgeprägten Arrosionen rechts der Sella turcica und der Unversehrtheit der kontralateralen knöchernen Strukturen. Processus clinoideus anterior *(c.a.)* und posterior *(c.p.)* sind auf der linken Seite vollkommen erhalten mit normalem antero-posteriorem Abstand (↔).

Benachbart zu den oben beschriebenen knöchernen Läsionen liegt eine hyperdense Zone (★), die auf einen tumorösen Prozeß hinweist. Auch hier kommt der *topographischen Lage* des *hyperdensen Herdes* eine entscheidende

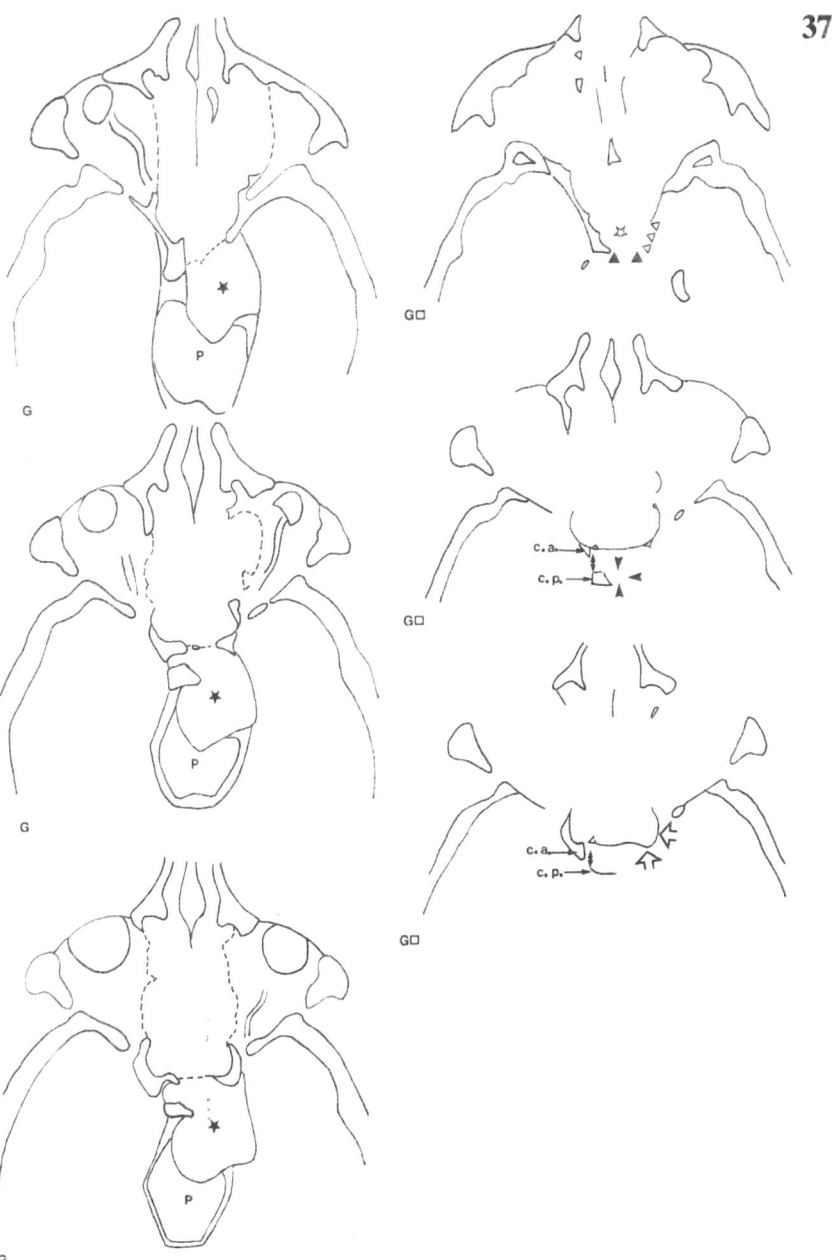

37 Bedeutung zu. Der Herd liegt zwar basal, ist aber doch eindeutig dem *rechten anterioren latero-pontischen Raum (p)* und der *hinteren Schädelgrube zuzuordnen* (koronale (_G_⊙) und sagittale (⊙) Rekonstruktionen ergänzen die axialen Bilder).

Die topographischen Charakteristika der knöchernen Arrosionen und die Hyperdensität des tumorösen Herdes lassen am ehesten auf eine tumoröse Veränderung im Bereich der Schädelbasis, zwischen mittlerer und hinterer Schädelgrube, schließen.

Durch die deutliche Lokalisation des Prozesses im Bereich der hinteren Schädelgrube scheiden einige Krankheitsbilder, die mit ähnlichen knöchernen Arrosionen einhergehen, als Ätiologie aus:
– Ein Aneurysma des rechten Carotis-Siphons (seine radiologischen Charakteristika werden in Fall 20 demonstriert).
– Ein infiltrierendes Hypophysenadenom (hierbei entsprechen die radiologischen Zeichen weitgehend denen des Falles 18).

Nach Ausschluß dieser beiden Krankheitsbilder, kommen als Differentialdiagnosen noch in Frage: ein Meningiom des freien Randes des Kleinhirnzeltes, ein Chordom oder ein Chondrom des Os sphenoidale:
– das Fehlen intratumoraler Verkalkungen schließt ein Chondrom aus
– die ausgeprägte Zerstörung der knöchernen Strukturen spricht mehr für ein Chordom als für ein Meningiom.

Hier handelte es sich in der Tat um *ein Chordom*.

38

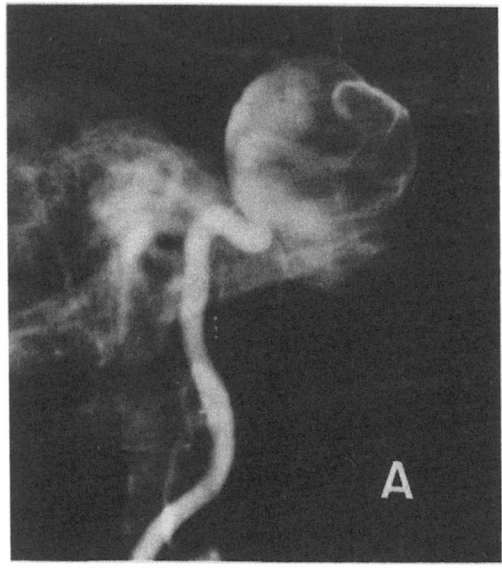

Fall 20

Hier sieht man einen tumorösen Prozeß auf der *linken Seite lateral der Sella turcica* (★). Auf der Suche nach der Ätiologie muß man den Prozeß sorgfältig analysieren und dabei auf folgendes achten:

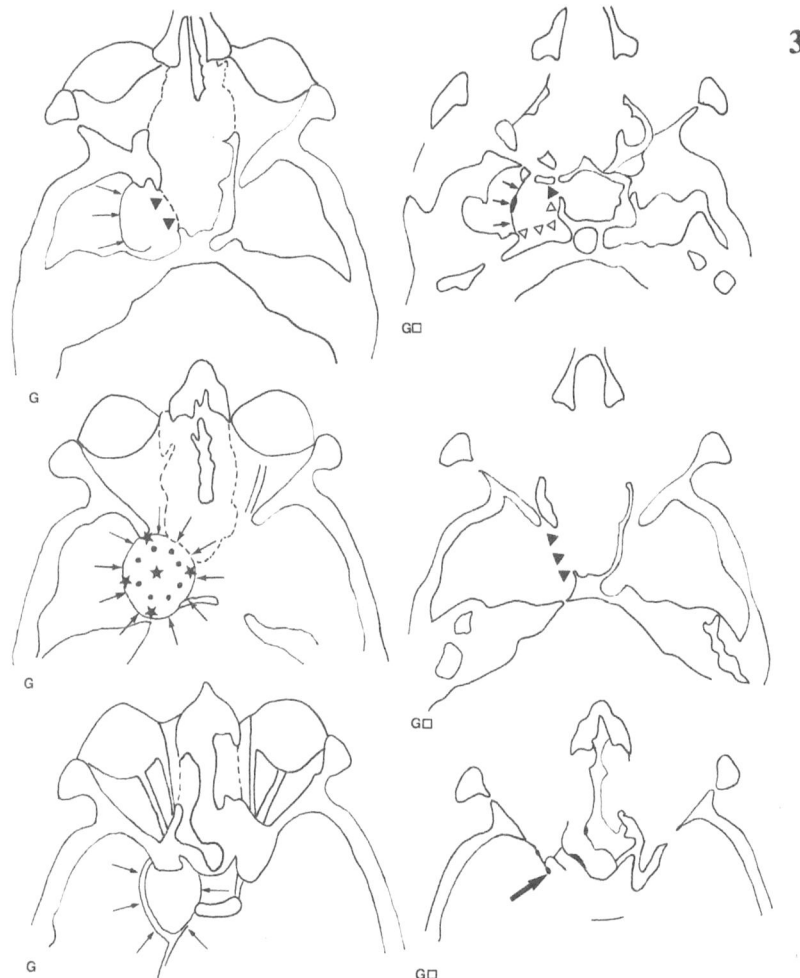

- Eine *Arrosion* des linken Randes des Sinus sphenoidalis (▼) mit Arrosion der medialen subtemporalen Fläche (▽) des linken großen Keilbeinflügels
- Eine *ausgeprägte Arrosion des linken Processus clinoideus anterior* (→)
- Der tumoröse Prozeß ist auf seiner Außenseite, die bogenförmige Verkalkungen aufweist (→), abgerundet (→) und sein *innerer Anteil befindet sich im Bereich des Sinus cavernosus.*

Diese Kombination topographischer und radiologischer Charakteristika ist *pathognomon* für ein *Aneurysma des Carotis-Siphons* in seinem intracavernösen Bereich, was auch die Angiographie *(A)* beweist.

Zuletzt muß noch darauf hingewiesen werden, daß die äußeren (★) und inneren (★) kokardenförmigen, hyperdensen Zonen durch einen isodensen Ring (......) getrennt werden. Dies läßt den Schluß zu, daß das Aneurysma teilweise thrombosiert ist.

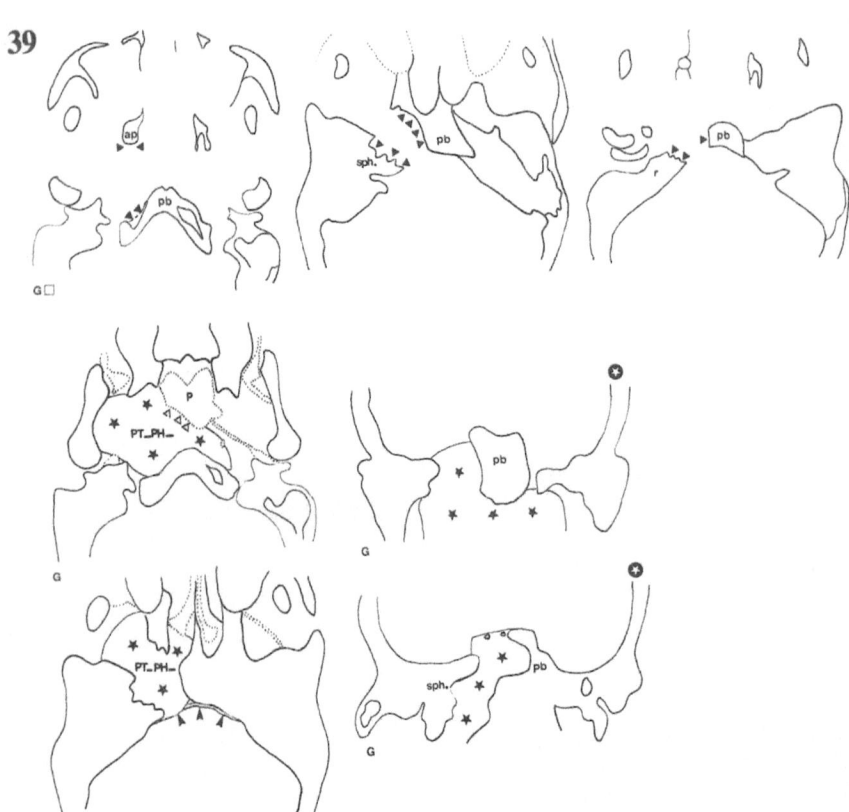

Fall 21

Mit Hilfe der Beurteilung im Knochenfenster (□) sollen folgende radiologischen Befunde erkannt werden:
- In der mittleren Schädelgrube sind der innere und äußere Flügel des linken Processus pterygoideus *(ap)* und der zygomatische Teil des linken großen Keilbeinflügels *(sph) arrodiert* (▼).
- In der hinteren Schädelgrube sind der linke laterale Teil des Clivus *(pb)* und die linke Felsenbeinspitze *(r) arrodiert* (▼).

Diese Arrosionen ergeben zusammen eine ausgedehnte Lücke in der Schädelbasis, die vom anterioren linken parasagittalen Bereich der mittleren Schädelgrube bis in den linken parasagittalen Bereich der hinteren Schädelgrube reicht. Auf den frontalen Rekonstruktionen läßt sich dieser Defekt gut beurteilen.

Als zweites muß nun die rhinopharyngeale Aufhellung analysiert werden (P):
Der linke hintere laterale Anteil des Cavums ist *abgestumpft* (▽). Dieser radiologische Befund geht einher mit einer *ausgeprägten Hypertrophie der Weichteile des linken pterygopharyngealen Raumes (PT-PH)*, während die feinen perimuskulären Hypodensitäten in diesem Bereich verschwunden sind.

Wichtig ist *drittens* die *vollständige Intaktheit der intrakraniellen Strukturen*, insbesondere im subtentoriellen Bereich, wo die Cisternae ponto-laterales und pontocerebellares deutlich sichtbar und „frei" (►) sind.

Aufgrund der radiologischen Analyse kann auf eine *lokale knöcherne Zerstörung der Schädelbasis im Anschluß an einen extrakraniellen tumorösen Prozeß* geschlossen werden. Die Lokalisation des Defektes im parasagittalen Bereich der mittleren und hinteren Schädelgrube in Verbindung mit dem abgestumpften Cavum ist spezifisch für eine maligne Ausbreitung des Prozesses. Durch die Technik der axialen Schnittbilder ist die Computertomographie eine notwendige und unentbehrliche Methode bei der Beurteilung maligner Tumoren des Rhinopharynx geworden.

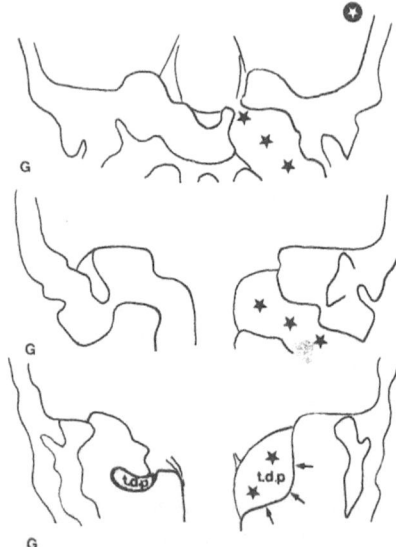

Fall 22

Bei der Analyse der knöchernen Strukturen sollte man hier mit einem Vergleich der beiden Canales hypoglossi *(c.a.)* beginnen. Der rechte Kanal ist deutlich erweitert mit abgerundetem Vorder- und Hinterrand (▽). Der Außenrand ist aufgetrieben (→). Ferner weist der Kanal deutliche *Arrosionen* (▼) mit totaler Osteolyse des Innenrandes der rechten Massa lateralis des Os occipitale auf. Eine anschließende Analyse der benachbarten knöchernen Strukturen des rechten Canalis hypoglossi zeigt, daß das rechte Foramen jugulare *(t.d.p.)* in seinem vorderen Anteil völlig zerstört ist (★); nur noch die Corticalis seines hinteren Außenrandes (→) ist erhalten. Der rechte laterale Anteil des Os occipitale ist ebenfalls zerstört (★), der obere Bereich des rechten Felsenbeines (rechter innerer Gehörgang *(c.a.i.)* hingegen intakt (⇒). Durch diese Zerstörung der knöchernen Strukturen entsteht in der rechten hinteren Schädelgrube ein ziemlich großer Defekt, schräg von außen nach innen und von hinten nach vorne, wodurch es zu einer breiten Verbindung zwischen dem intra- und extrakraniellen Raum kommt. Auf den frontalen Rekonstruktionen ist dieser Defekt sehr gut dargestellt. Im Bereich der knöchernen Destruktionen befindet sich ferner intra- und extrazerebral eine *hyperdense Zone* (★).

Analyse der intra- und extrazerebralen Befunde: Auf der intrakraniellen Seite ist der hyperdense Herd gut abgegrenzt mit abgerundeten Konturen und führt zu einer Impression (→) auf der rechten Seite des Bulbus *(B)*, der jedoch nicht verlagert ist. Sehr gut dargestellt sind vorderer (+++), linker lateraler (++) und hinterer (+) Anteil der peribulbären Zysterne sowie im unteren Teil die beiden Aa. vertebrales (▸). Auf der extrakraniellen Seite ist der hyperdense Herd wesentlich ausgedehnter als intrakraniell und reicht bis in den retropharyngealen Raum, der deutlich hypertrophisch und nach vorne gewölbt ist *(E.R.P.)*. Hierdurch kommt es zu einer bogenförmigen Verlagerung der Luftzone, die der Grenze zwischen retro- und lateropharyngealem Raum entspricht, nach vorne (→). Der rechte hintere laterale Rand des Pharynx *(P)* verläuft schräg von anterior nach posterior, ohne radiologische Zeichen einer erhöhten Rigidität.

Diese radiologischen Befunde sind charakteristisch für einen benignen tumorösen Prozeß, der sich innerhalb eines knöchernen Hohlraumes entwickelt. Denn nur ein solcher gutartiger Prozeß *vergrößert* zunächst den Hohlraum ehe er ihn *zerstört*. Aufgrund der Lokalisation der Veränderung in einer

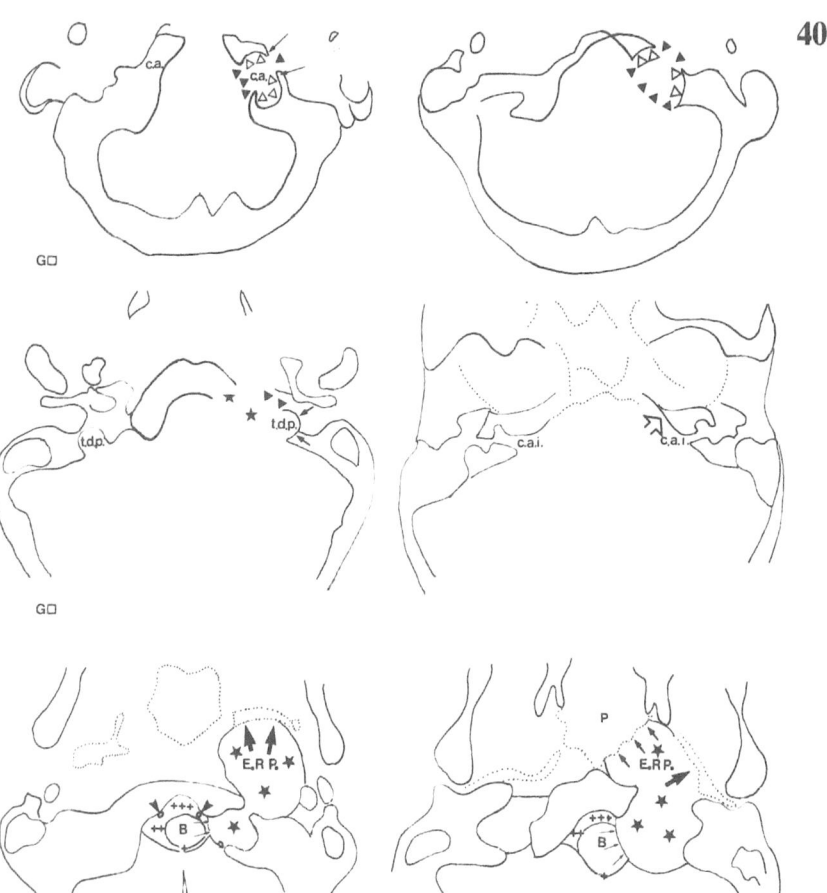

anatomisch exakt abgegrenzten Region, nämlich im Canalis hypoglossi und im retropharyngealen Raum, sind die radiologischen Befunde *pathognomon* für ein *Neurinom des N. hypoglossus* (XII. Hirnnerv).

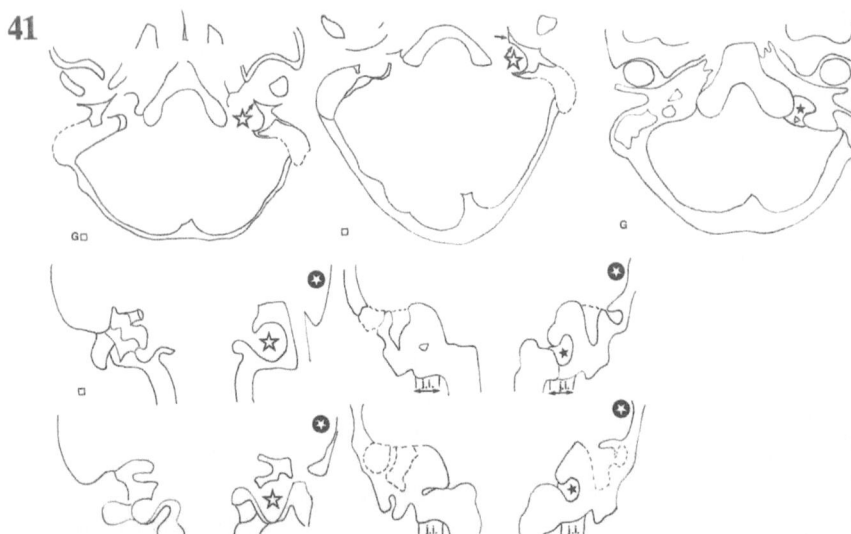

Fall 23

Hier stellt man beim *Vergleich der beiden Foramina jugulares* eine deutliche *Erweiterung* (☆) des rechten Foramen mit zugespitzter Facette des rechten Os temporale (→) fest. Diese Erweiterung läßt sich sowohl auf den axialen Schichtaufnahmen sowie auf den frontalen Rekonstruktionen wahrnehmen. Die frontalen Rekonstruktionen verdeutlichen, daß die Erweiterung vor allem den hinteren äußeren Bereich des Foramen jugulare betrifft. Eine Veränderung der knöchernen Strukturen in der Umgebung des Foramen besteht nicht. Innerhalb des Foramen jugulare sieht man eine Hyperdensität (★). Es muß nun analysiert werden, ob und wenn ja welche Zusammenhänge zwischen dieser hyperdensen Zone und intra- und extrazerebralen Strukturen bestehen.

– *Bei der radiologischen Analyse der intrakraniellen Strukturen* stellt man fest, daß der hyperdense Herd (★) im rechten Foramen jugulare zwar in unmittelbarer Nähe des zerebralen Parenchyms liegt (▽), jedoch nicht in dieses eindringt.

– *Die radiologische Analyse der extrakraniellen Strukturen* mittels der frontalen Rekonstruktionen zeigt die beiden Vv. jugulares internae *(j.i.)*, die beide gleich breit sind (↔).

Diese radiologischen Befunde (insbesondere die knöchernen) können typisch sein für tumoröse Veränderungen im Bereich des Foramen jugulare wie z.B. Glomus-Tumor oder Neurinome der drei vorletzten Hirnnerven. Sie sind jedoch *nicht pathognomon*. Eine Asymmetrie der Foramina jugulares kommt relativ häufig vor und kann auch auf eine verstärkte venöse Versorgung eines Sinus transversus (insbesondere des rechten) zurückzuführen sein. Deshalb darf der Radiologe eine Vergrößerung des Foramen jugulare nur dann als pathologisches Zeichen werten, wenn auch klinische Befunde in diese Richtung weisen. Um die Diagnose eines tumorösen Prozesses stellen zu können, muß zuvor unbedingt eine Angiographie durchgeführt werden.

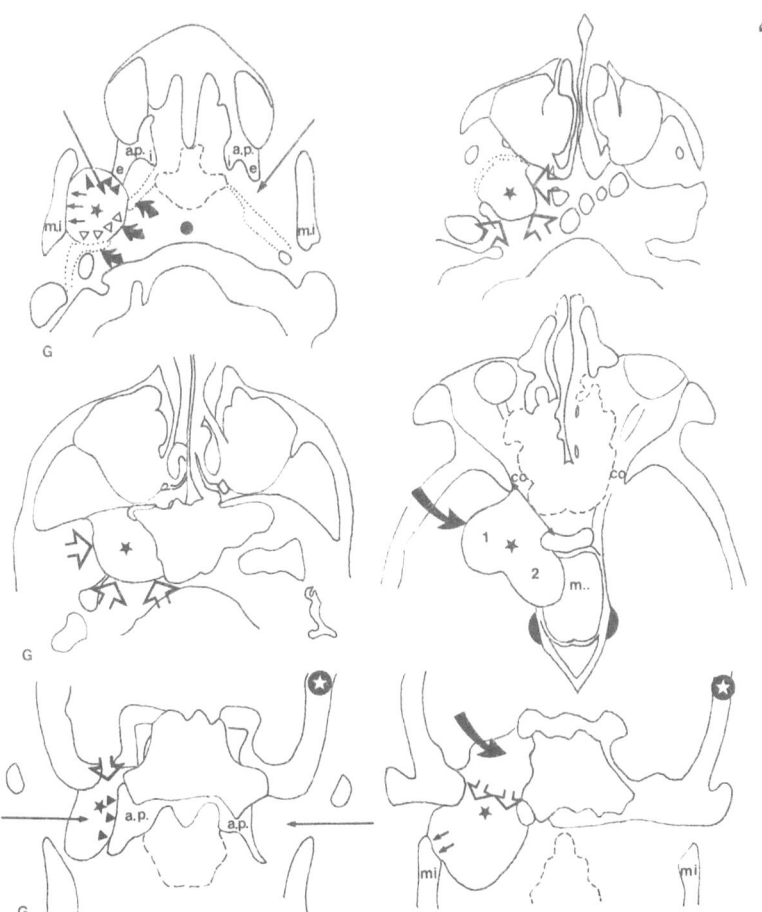

Fall 24

Bei einem radiologischen Seitenvergleich der beiden Fissurae pterygo-maxillares (→) erkennt man eine homogene, runde gut abgegrenzte, etwa kirschgroße *hyperdense Zone* (★), welche *die gesamte linke Fissura pterygo-maxillaris ausfüllt.* Ihr äußerer Rand (→) grenzt an die Innenseite des Unterkiefers *(mi)*, ihr innerer Rand (▼) berührt den äußeren Flügel *(e)* des Processus pterygoideus *(a.p.)*, ihr hinterer Rand (▽) dringt in die Luftzone (➜) zwischen Fissura pterygo-maxillaris und retropharyngealem Raum (●) ein (wodurch ein bogenförmiges Bild mit hinterer Konkavität entsteht) und ihr vorderer Rand (►) grenzt an den vorderen Bereich der Fissura pterygo-maxillaris.

Die radiologische Analyse der knöchernen Strukturen zeigt einen *knöchernen Defekt* (⇒) im unteren (zygomatischen) Teil des großen Keilbeinflügels, der wie „ausgestanzt" wirkt mit scharfen, runden Konturen; typische Folge einer

Osteolyse. Der Durchmesser dieses Defektes entspricht etwa demjenigen des hyperdensen Herdes im Bereich der Fissura pterygo-maxillaris. *Über den Defekt stehen die linke Fissura pterygo-maxillaris und die extrazerebrale Region der Schädelbasis mit der linken temporo-basalen intrazerebralen Region (➥) in Verbindung.* Im Bereich der knöchernen Destruktion findet man ebenfalls einen *hyperdensen Herd* (★), der mit dem darunter liegenden Herde in Verbindung steht und auch die gleiche Homogenität aufweist.

Bei der Analyse der intrakraniellen Strukturen fällt ebenfalls eine *hyperdense Zone* auf (★), die den oberen Pol der bisher beschriebenen hyperdensen Areale bildet. Sie ist gut abgegrenzt und zweilappig. Mit ihrem inneren Rand bildet sie eine Tangente zur Verbindungslinie (↔) zwischen intrakranieller Öffnung des linken Canalis opticus *(co)* und linkem Rand des Dorsum sellae. Von den beiden Lappen, die etwa gleich groß und kirschförmig sind, liegt der vordere Lappen *(1)* im *inneren Teil des Temporallappens* und der hintere *(2)* im Bereich des linken freien Randes (◭) des Kleinhirnzeltes im linken *Teil des Mittelhirnes (m..)*. Bemerkenswert ist, das rings um den hyperdensen Herd keine hypodense Zone festzustellen ist.

Alle diese radiologischen Befunde sind spezifisch für eine gutartige Geschwulst, die sich von einer extrakraniellen in eine intrakranielle Region ausbreitet und dabei die normalen Öffnungen in der Schädelbasis erweitert. Liegen die Veränderung anatomisch im Bereich von Ursprung und Verlauf eines Nervens, so sind die radiologischen Befunde pathognomon für ein Neurinom. In unserem Fall handelte es sich um den N. trigeminus, bzw. um ein *Neurinom des Nervus trigeminus.*

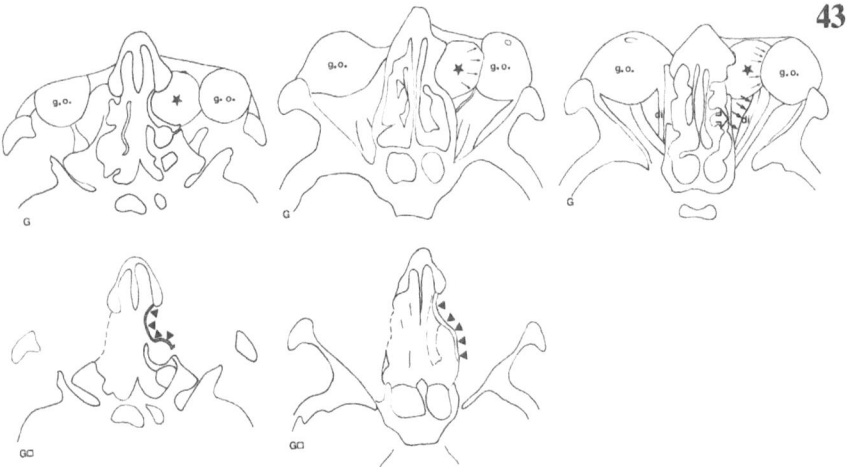

Fall 25

Dieser Fall soll dem Leser zur Überprüfung seiner Kenntnisse dienen. Es handelt sich hierbei um eine „verkleinerte Ausgabe" des Falles 15, d. h. um eine *kleine ethmoidale Mukozele rechts*. Die knöchernen radiologischen Befunde sind dementsprechend die gleichen wie im Fall 15: Eine vordere rechte Ethmoidalzelle wird durch ein anscheinend *homogenes* (★) *Material ausgefüllt, das bis an den osteosklerotischen Randsaum der Innenwand* (▼) *reicht*. Diese kleine Mukozele verhält sich wie ein extrakonischer intraorbitärer raumfordernder Prozeß, d. h. sie verlagert den rechten Augapfel *(g.o.)* und den rechten inneren M. rectus *(di)* nach außen (→), was zu einer deutlichen Ablösung des Muskels von der Orbitainnenwand (⇒) führt. Ein Exophthalmus oder eine Vergrößerung der Augenhöhle läßt sich hingegen nicht feststellen.

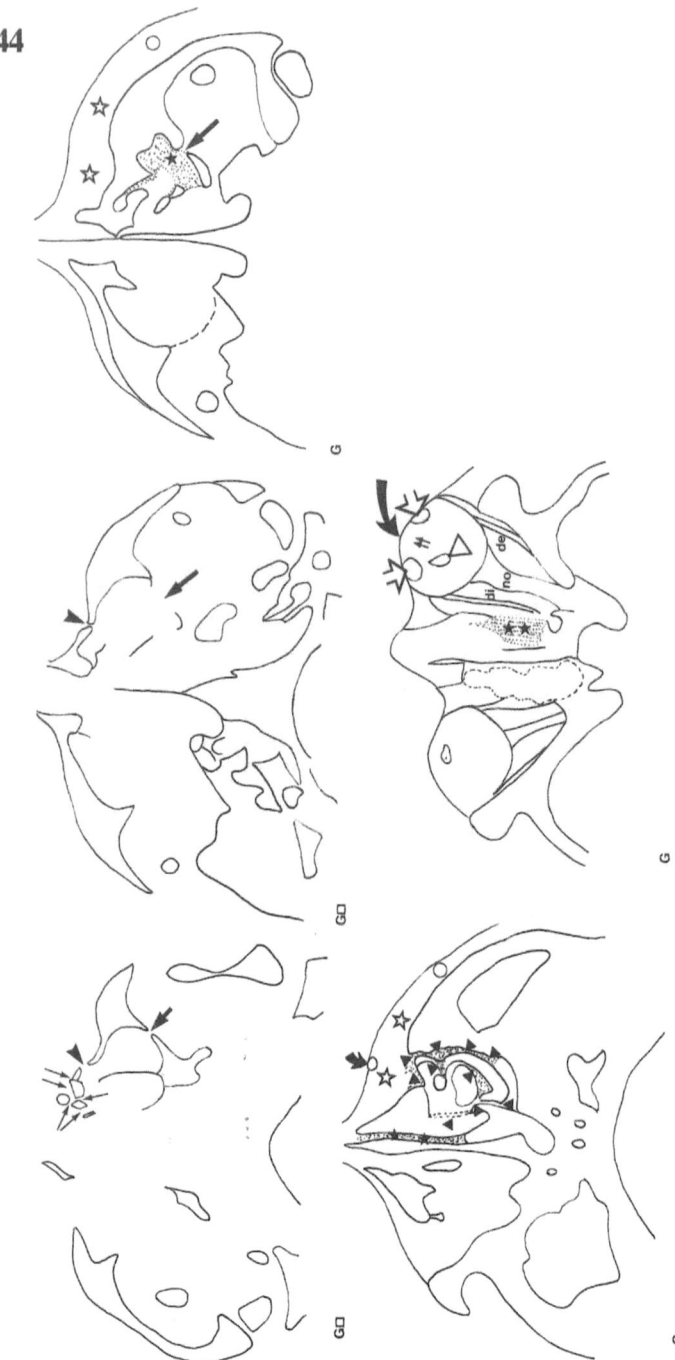

44

140

Fall 26

Schon auf den ersten Blick fällt hier eine Verschattung des rechten Sinus maxillaris (★) auf, kombiniert mit einem Exophthalmus rechts (➤). Eine genauere radiologische Analyse soll klären, ob zwischen den beiden Befunden ein Zusammenhang besteht und wenn ja, welche gemeinsame Ursache zugrunde liegen könnte.

Welche radiologischen Charakteristika weist die Verschattung des rechten Sinus maxillaris auf?
Beim Seitenvergleich fällt eine Verkleinerung des rechten Sinus durch Einbruch seiner Wände auf, hervorgerufen durch eine Reihe von Splitterfrakturen seiner Basis, insbesondere des Processus frontalis des Oberkiefers (→), des Orbitabodens (▼) und der Vorderwand (►). Zusätzlich besteht noch eine Stufenbildung im Bereich der Außenwand (→). *Dieser Wandeinbruch kann nur traumatisch bedingt sein.*

Die Impressionsfraktur der Basis geht einher mit einer Verschattung des übrigen Sinus (★) und der rechten Cellulae ethmoidales (★★) durch einen Hämosinus. Ferner erkennt man eine ausgeprägte Verdickung des gesamten jugulären Bereiches (☆) sowie der Kinnregion (○) und einen kleinen Fremdkörper (➤) im naso-jugulären Winkel in Höhe des Orbitabodens. Diese radiologischen Zeichen sind ebenfalls Hinweis auf ein Trauma. Der Exophthalmus läßt sich sehr gut durch die Senkung des Orbitadaches erklären. Außer der Protrusion des Augapfels sollten noch weitere radiologische Zeichen berücksichtigt werden.

Radiologische Befunde des rechten Augapfels
Im Bereich des rechten Augapfels sind drei kleine, längliche Verdichtungen zu erkennen: Zwei (⇒) liegen symmetrisch zum vorderen Pol des Augapfels eher außen, wahrscheinlich in der Cornea, und sind deutlich dichter als die Dritte. Letztere befindet sich in der hinteren Augenkammer (▽), leicht links parasagittal in Höhe des Schlemm'schen Kanales.

Bei der Verdichtung im jugulären Bereich, sowie bei den beiden Verdichtungen im äußeren Bereich des Augapfels handelt es sich offensichtlich um Fremdkörper. Bei der dritten Verdichtung kann es sich jedoch nur um die *Augenlinse handeln, die durch den traumatischen Stoß luxierte* und sich nicht mehr an ihrer üblichen Lokalisation (⇉) befindet.

Die massiven Veränderungen im Bereich des Augapfels, wie die Luxation der Augenlinse und das Hämatom der Sehnervenscheide, lassen den Schluß zu, daß es sich bei dem Trauma, das ja schon anhand des Wandeinbruches des Sinus maxillaris diagnostiziert wurde, um ein *heftiges, direktes Trauma handelte.*

Der M. rectus internus *(di)* und rectus externus *(de)* rechts sind unauffällig. Der rechte N. opticus dagegen ist verbreitert *(no)*, was in Anbetracht der traumatischen Umstände als *Hämatom der Nervenscheide des N. opticus* zu deuten ist.

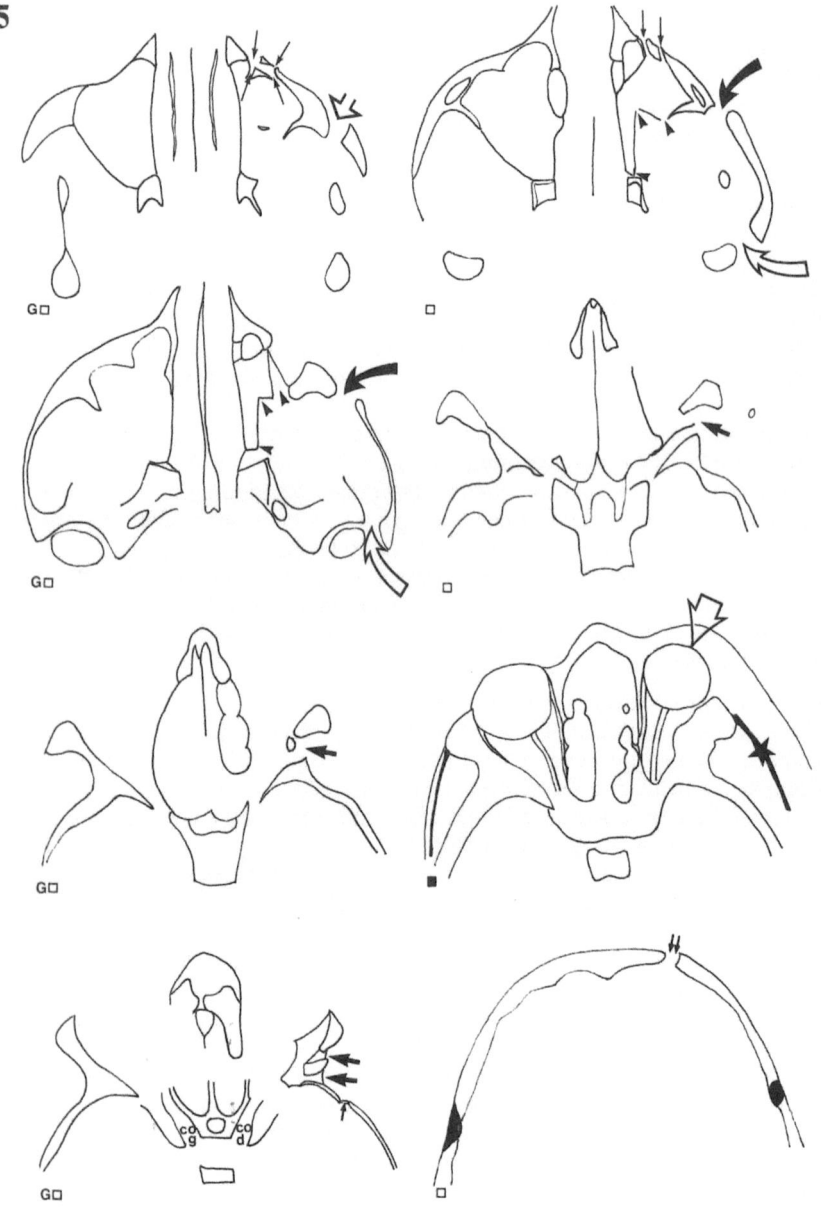

45

Fall 27

45

In dieser Übung sollen die *verschiedenen Unterbrechungen der knöchernen Konturen von Gesichtsschädel und Schädelkalotte erkannt und ihre Folgen bestimmt werden*. Es empfiehlt sich dabei, zunächst jede Region separat zu analysieren und erst dann Schlußfolgerungen zu ziehen.

– *Rechter Sinus maxillaris:* Konturunterbrechung im Bereich der Vorderwand, insbesondere am Processus frontalis des Oberkiefers (→); zickzackförmige Splitterfraktur der Außenwand (►) mit Verlagerung von Fragmenten in den Sinus maxillaris; maxillo-zygomatische Dissektion (⇒).

– *Rechter Processus zygomaticus:* Man erkennt eine klaffende Dehiszenz der Sutura zygomatico-maxillaris (➤) und eine Kondylenfraktur des Os temporale (⇖), der Wurzel des Processus zygomaticus. Hierdurch erklärt sich der Abriß und die Auswärtsverlagerung des horizontalen Segmentes des Processus zygomaticus.

– *Rechte Augenhöhle:* Trümmerfraktur der Facies orbitalis des großen Keilbeinflügels (→) mit spheno-maxillärer Dehiszenz. Diese Fraktur ist mit Sicherheit die Fortsetzung der Fraktur der Außenwand des Sinus maxillaris. Auch hier findet sich eine Verlagerung von Frakturfragmenten in die Augenhöhle. Diese Impression der rechten Orbitaaußenwand bewirkt eine Verkleinerung der Augenhöhle und dadurch eine Protrusion des Augapfels, die sich in Form eine Exophthalmus rechts äußert (⇨). Der rechte Canalis opticus ist völlig intakt *(cod)* und verläuft symmetrisch zum linken *(cog)*. Die Weichteile der rechten Fossa temporalis (★) sind deutlich verdickt (Zeichen einer Prellung).

– *Schädelkalotte:* Konturunterbrechung der rechten Squama frontalis (⇉) und des temporalen Teils des großen Keilbeinflügels (→).

Die radiologischen Befunde lassen den Schluß zu auf eine *erhebliche Dislokation des rechten lateralen Teiles des Gesichtsschädels und des äußeren Teiles der vorderen Schädelgrube mit Exophthalmus rechts und Abriß des horizontalen Segmentes des Processus zygomaticus mit kondylärer Fraktur des Os temporale*.

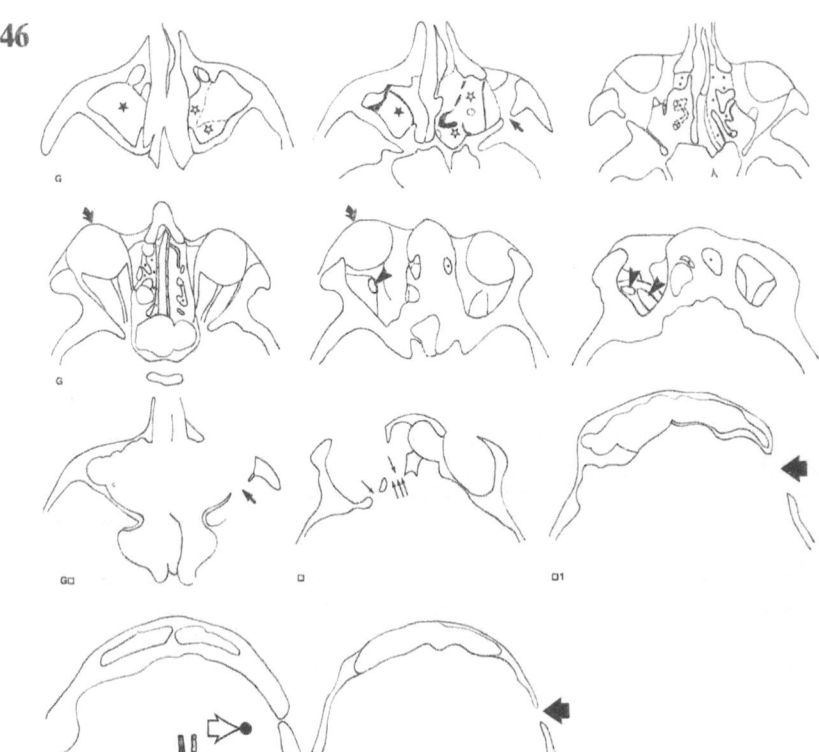

Im Bereich des Gesichtsschädels sieht man eine komplette Verschattung im linken (★) und eine partielle im rechten Sinus maxillaris (☆). Im Bereich des zygomatico-maxillären Überganges besteht eine Unterbrechung (→) mit Substanzdefekt des Knochens, aber ohne Verlagerung der knöchernen Fragmente, einer *Öffnung* ähnlich. In den rechten und linken Cellulae ethmoidales (●●●) ist ebenfalls eine Verschattung vorhanden. Die jugulären Regionen sind unauffällig, ohne Verdickung.

– *In der linken Augenhöhle* erkennt man eine Trümmerfraktur des Orbitadaches (→), die in ihrem unteren Teil einer *Öffnung* (⇉) ähnelt. Innerhalb der Augenhöhle im Bereich dieser Öffnung liegt gerade über die Schichtebene des N. opticus ein Fremdkörper (►). In Anbetracht seiner Dichtewerte handelt es sich mit Sicherheit um einen Knochensplitter, der wahrscheinlich im M. rectus superior steckt. Dieser verhältnismäßig große Splitter ist auf zwei konsekutiven Schichtebenen sichtbar. Er wirkt aufgrund seiner Größe „pseudo-tumorös" und führt dadurch zu einem leichten Exophthalmus links (➧).

– *An der Schädelkalotte* fällt ein Defekt (➧) des *rechten* Os frontale direkt hinter dem äußeren Processus orbitalis auf. Dieser knöcherne Defekt ist relativ ausgedehnt, wir zeigen jedoch nur zwei Schichtebenen: die basale (□ 1) und eine intermediäre (□ 2). Auch dieser knöcherne Defekt hat das Aussehen einer *Öffnung*. Seine *radiologischen Charakteristika entsprechen den Zeichen, die wir schon bei der Befundung des Außenrandes des rechten Sinus maxillaris und des Innenrandes des linken Orbitadaches festgestellt haben.* Auf dem intermediären Schichtbild sieht man außerdem noch im frontalen Hirnparenchym, gegenüber vom knöchernen Defekt, einen Fremdkörper (⇨).

Auch in diesem Fall lassen die radiologischen Befunde auf ein kraniofaciales Trauma mit Hämosinus und Exophthalmus links schließen. Gegenüber den Fällen 26 und 27 ergeben sich aber gravierende Unterschiede.

Bei diesem Fall 28, handelt es sich um runde, wie ausgestanzt wirkende knöcherne Defekte ohne Frakturfragmente in unmittelbarer Nachbarschaft, hingegen mit einem Fremdkörper knöcherner Natur in einigem Abstand. Diese Kombination von Befunden ist in der sogenannten klassischen Traumatologie des Gesichtsschädels und der Schädelkalotte nicht üblich. In der Tat handelt es sich hier auch nicht um einen üblichen Unfall, sondern um die typischen Folgen des Schußes eines Rechtshänders in die rechte fronto-basale Schädelregion.

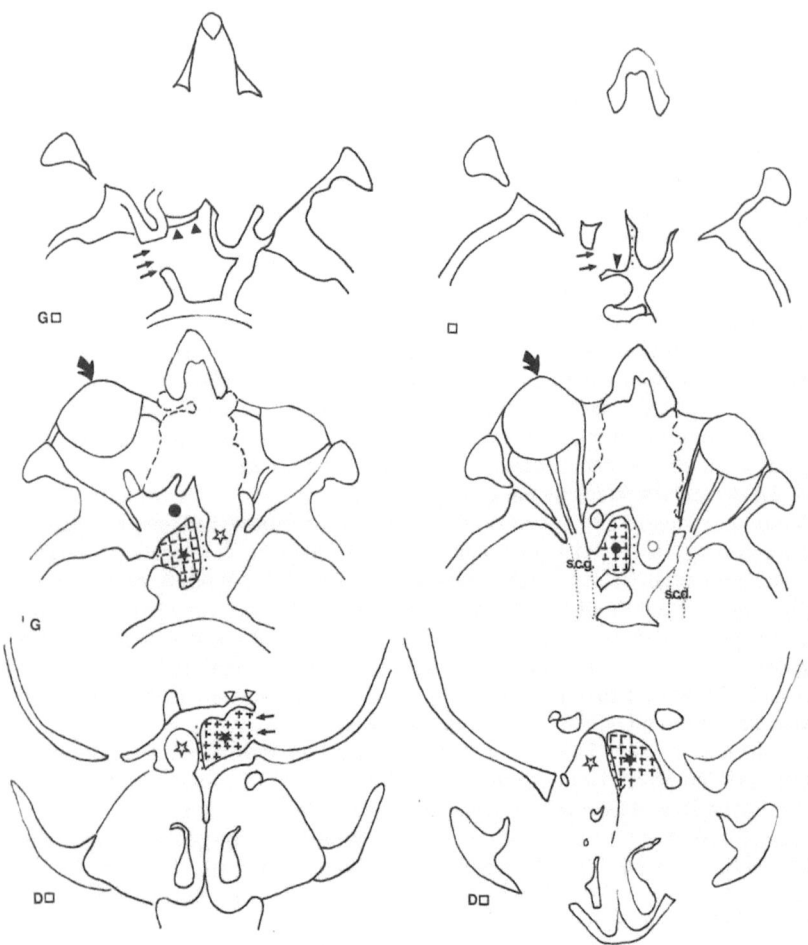

Fall 29

Die radiologische Analyse des Sinus sphenoidalis und der hinteren Cellulae ethmoidales auf direkten axialen und frontalen Schichtaufnahmen ergibt folgende Befunde:

- Der Sinus sphenoidalis ist durch eine leicht nach links verlaufende parasagittale knöcherne Lamina (......) unterteilt, wobei der rechte Bereich etwas kleiner als der linke ist.
- Die Pneumatisation des rechten Bereiches (☆) sowie der angrenzenden rechten hinteren Cellulae ethmoidales (○) entspricht der Norm.
- Der linke Bereich weist hingegen eine *komplette Verschattung* (★) und Anomalien der knöchernen Randstrukturen auf. An seinem Außenrand befindet sich im vorderen Segment ein *knöcherner Defekt* (⇄); sein oberer Rand (▽) ist ebenso wie seine vordere Grenzfläche (▼) zu den hinteren Cellulae ethmoidales sinistrae stark verdünnt. Auch hier besteht eine *Verschattung* (●), ein *Defekt* (⇄) der Außenwand und eine Verdünnung der Hinterwand (►).

Ein weiterer wichtiger radiologischer Befund begleitet diese Veränderungen der Sinus: ein geringgradiger *Exophthalmus* links (➧). Da sich bei den anderen Elementen des Augapfels (Muskeln, N. opticus und peri-orbitäres Fettgewebe) keine pathologische Veränderung nachweisen läßt, kann dieser Exophthalmus nur durch eine Erkrankung des linken Sinus cavernosus *(s.c.g.)* erklärt werden. Auf den Tomographien ist der linke Sinus cavernosus genauso breit wie der rechte. Um welches Krankheitsbild handelt es sich? Unserer Meinung nach kommt nur eine Diagnose in Frage: eine Infektion. Anders könnte die tumorartige Ausbreitung des linken Sinus cavernosus bei völlig intakten Strukturen des rechten Bereiches des Sinus sphenoidalis nicht erklärt werden, da die knöchernen Wandstrukturen des Sinus cavernosus wesentlich weniger stabil sind als diejenigen der medialen Wand eines Sinus sphenoidalis.

Trotz einiger osteolytischer Zonen im Bereich der Sinuswände sind die radiologischen Befunde *pathognomon für eine chronische sphenoidale Sinusitis mit osteomyelitischen Elementen.*

48

Fall 30

Ähnlich wie bei Fall 29 zeigt die *radiologische Analyse* auch hier, daß der *Sinus sphenoidalis* durch eine leicht nach links verlaufende parasagittale knöcherne Lamina (→) unterteilt wird, wobei der linke Bereich etwas kleiner als der rechte ist. Bei intakter Pneumatisation rechts (☆), weist der linke Bereich des Sinus eine komplette Verschattung (★) sowie *knöcherne Veränderungen* seiner Wände auf. Die hintere Außenwand ist verdickt mit mehr (▼) oder weniger (▽) ausgeprägten *osteosklerotischen Zonen*. Auch im äußeren Segment der vorderen Außenwand finden sich deutliche Osteskleroseherde, die bis in den hinteren Winkel (►) der hinteren Cellulae ethmoidales sinistrae reichen (welche in unmittelbarer Nachbarschaft zum linken Bereich des Sinus sphenoidales liegen). Mitten in der Verschattung des Sinus sphenoidalis fällt eine kleine punktförmige Hyperdensität (⇨) auf mit knochenähnlichen Dichtewerten. Alle diese radiologischen Befunde sind *pathognomon für eine chronische sphenoidale Sinusitis* im linken Bereich des Sinus.

Außer dieser Sinusitis fällt in der linken Orbita eine ausgeprägte Vergrößerung des M. rectus externus *(d.e.)* ohne Exophthalmus auf. Die anderen anatomischen Strukturen der Orbitae sind beidseits unverändert. Die Vergrößerung eines intra-orbitären Muskels ist typisch für eine *Myositis*. In Anbetracht der räumlichen Nähe zum Infektionsherd im linken Sinus sphenoidalis bestehen am infektiösen Ursprung dieser Myositis keinerlei Zweifel. Die Carotisangiographie links (Ⓐ) beweist, daß keine Verengung des intracavernösen Segmentes (........) des linken Carotissiphons besteht. Auf der orbitären Phlebographie (Ⓟ) hingegen sieht man im Lumen des intrakonischen Segmentes S3 der linken V. ophthalmica eine längliche Struktur mit abgerundetem Ende (○) und geringeren Dichtewerten als die vorderen Segmente. Selbst bei Kompression des rechten Auges (●) stellt sich der linke Sinus cavernosus *(s.c.g.)* weniger gut dar als der rechte *(s.c.d.)*. Diese radiologischen Befunde sind kennzeichnend für einen Thrombus der linken V. ophthalmica. Wie schon in Fall 29 entsteht die intraorbitäre Komplikation einer sphenoidalen Sinusitis durch Infektion des benachbarten venösen Systems, insbesondere des Sinus cavernosus.

Nach Therapie (▲) kommt es zu einer Rückbildung der Verschattung (⇒) des Sinus sphenoidalis mit leichter Zunahme der osteosklerotischen Randzonen (→) und deutlicher Besserung der Myositis des linken M. rectus externus *(d.e.)*

Anhand der radiologischen Befunde bei Fall 29 und 30 wird deutlich, daß eine CT-Untersuchung alleine zur Diagnose einer maxillären oder generalisierten Sinusitis einen überflüssigen „Luxus" darstellt, daß sie jedoch *eindeutig ihre Berechtigung hat bei der Suche nach kleinen, heimtückischen Infektionsherden, die oft nur in einem einzigen Bereich des Sinus sphenoidalis lokalisiert sind*, wie in diesen beiden Fällen.

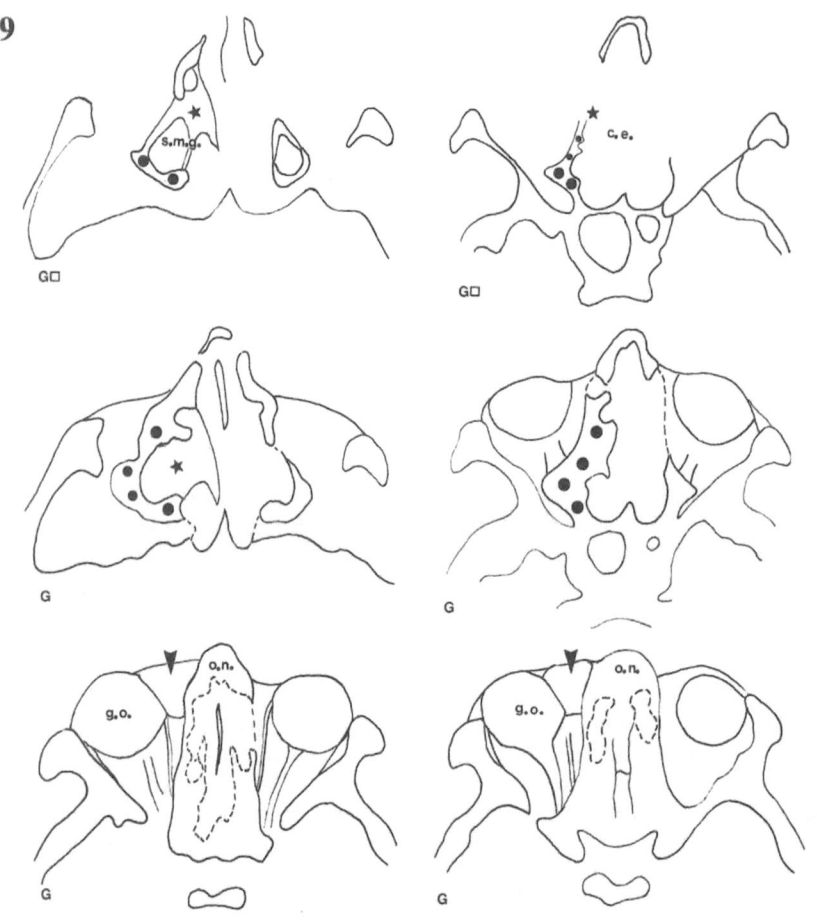

Fall 31

Bei dieser Übung fallen *zwei pathologische Befunde* auf:

1. Im Bereich der pneumatischen Räume des Gesichtsschädels findet man eine *maxillo-ethmoidale Sinusitis links* (★) mit den radiologischen Zeichen eines chronischen Verlaufes: deutliche osteosklerotischer Randsäume (●) sowohl im linken Sinus maxillaris *(s.m.g.)* als auch in den linken Cellulae ethmoidales *(c.e.)* mit zentraler Verschattung (★).

2. Im vorderen und inneren oberen Bereich der Orbita stellt sich zwischen Augapfel *(g.o.)* und Nasenbein *(o.n.)* ein *sehr dichter Rundherd* (▸) dar. Dieser ist gut abgegrenzt und liegt genau im Bereich der anatomischen Lokalisation des *linken Saccus lacrimalis* umgeben von den medialen ligamentären Ansätzen des M. orbicularis oculi und dem linken Septum orbitale.

Treten diese beiden pathologischen Veränderungen zufällig gemeinsam auf oder hängen sie ursächlich zusammen. Unserer Meinung nach weist die *typische topographische Lage des Rundherdes* auf einen tumorösen Prozeß des Innenwinkels des oberen Augenlides und damit auf einen Zusammenhang der beiden Krankheitsbilder hin. Vieles spricht dafür, daß der linke Canalis nasolacrimalis in der Nähe des tumorösen Prozesses verlegt ist und das hierdurch eine chronische ethmoido-maxilläre Sinusitis unterhalten wird.

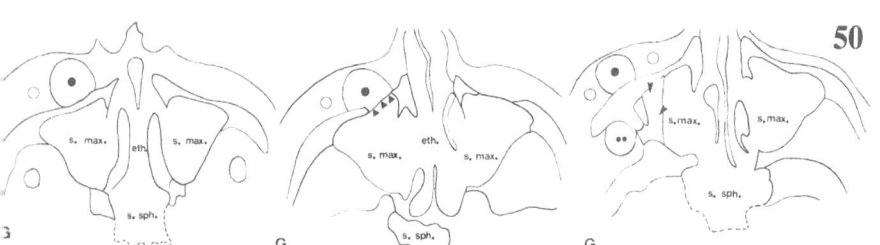

Fall 32

Relativ einfach ist hier ein *intra-orbitärer extra-konischer tumoröser Prozeß (★)* zu erkennen. Die genaue Analyse der axialen Bilder von den Lufträumen des Gesichtsschädels und der Orbita, sowie der frontalen Rekonstruktionen dieser Hohlräume von anterior *(◉1)* nach posterior *(◉6)* erfordert jedoch ein differenziertes radiologisches Denken.

Inmitten der Weichteile der linken Wange (○) liegt ein *sehr dichter Rundherd* (●), der sich in zwei Richtungen ausbreitet:
1. Die Vorderwand des linken Sinus maxillaris *(s.max.)* ist *eingedrückt* (▼) und der vordere äußere Winkel *infiltriert* (▸).
2. Die linken lateralen Weichteile des Gesichts weisen bis in den Bereich der linken äußeren Fossa temporalis hinein Zeichen einer *Infiltration auf.* Im Bereich der Fossa temporalis verdichtet sich der tumoröse Prozeß wieder zu einem Rundherd (●●). Der Außenwand der Orbita *(orb.)* ist *eingebrochen* (⇉) und im Bereich des unteren inneren und äußeren Quadranten der linken Orbita (★) zeigen sich *Infiltrationen* von der Rückfläche des Augapfels *(◉3)* bis in den hinteren Abschnitt der Augenhöhle *(◉6)*. Der linke M. rectus inferior *(d.i.)* und der linke M. rectus externus *(d.e.)* sind ebenfalls betroffen, nicht jedoch der linke N. opticus *(n.o.)*.

Diese oben beschriebenen radiologischen Befunde können unserer Meinung nach nur durch einen *tumorösen Prozeß* hervorgerufen werden. Bei diesem Fall handelte es sich um die *Metastase eines Melanoms.*

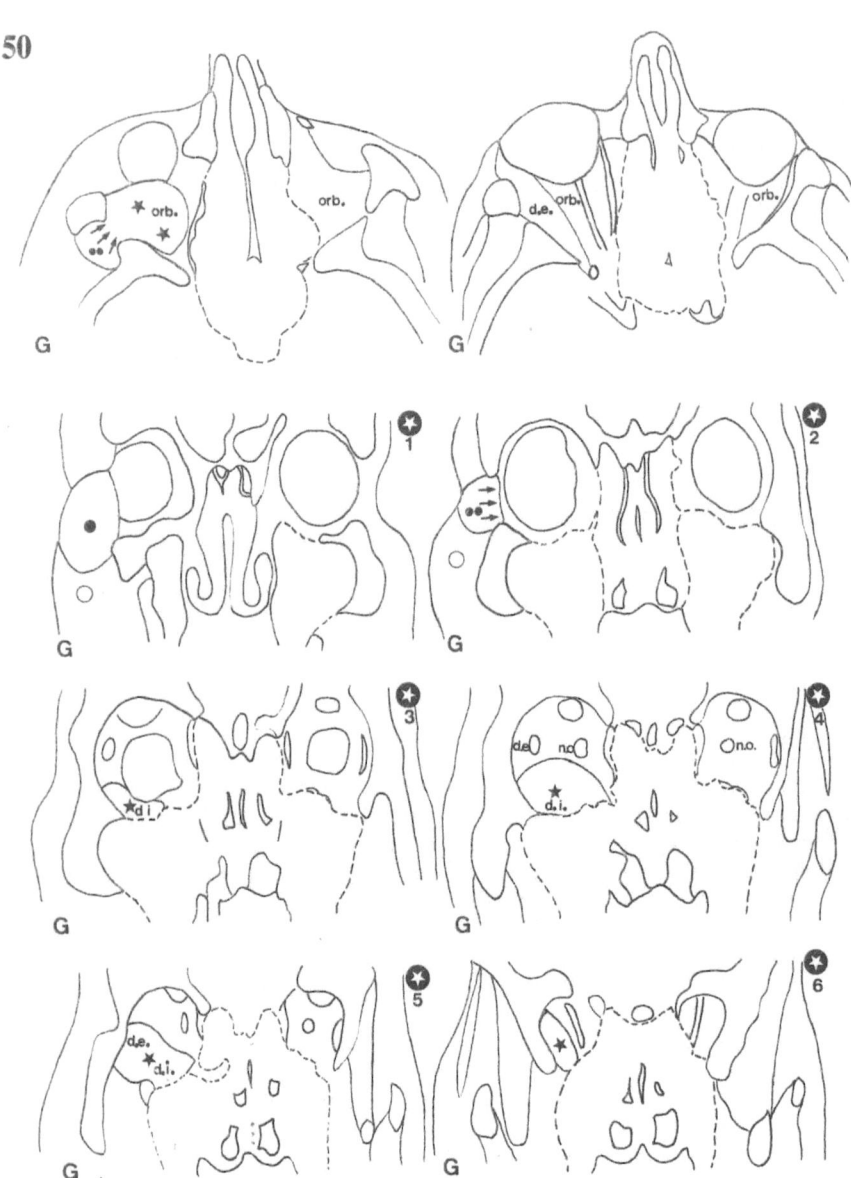

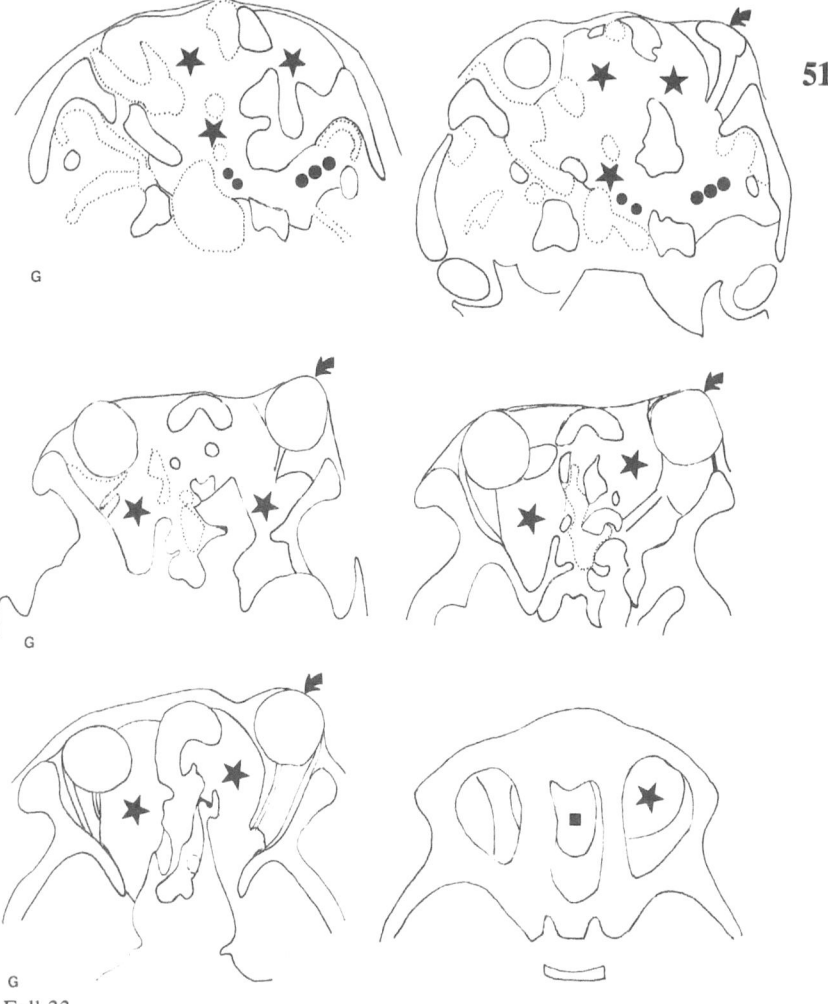

Fall 33

Hier beeindruckt das geradezu „gespenstische" Aussehen von den *Luftkammern des Gesichtsschädels und der Orbita mit Exophthalmus rechts*. Welche radiologischen Befunde lassen sich erheben?

Knöcherne radiologische Befunde:
- Trotz normaler Morphologie und unveränderter anatomischer Lage fallen bei den Ossa zygomatica *(m)* die leicht gespreizten, spitz zulaufenden Processi orbitales (∇) auf.
- Der linke Processus frontalis des Oberkiefers (⇒) fehlt, während der rechte (→) erhalten ist.
- Es besteht eine Arrosion der hinteren Außenfläche (▼) des Oberkiefers. Rechts ist diese Arrosion stärker ausgeprägt und breitet sich soweit nach dorsal aus, daß der Processus pyramidalis (→) des rechten Os palatinum ebenfalls mitbetroffen ist.

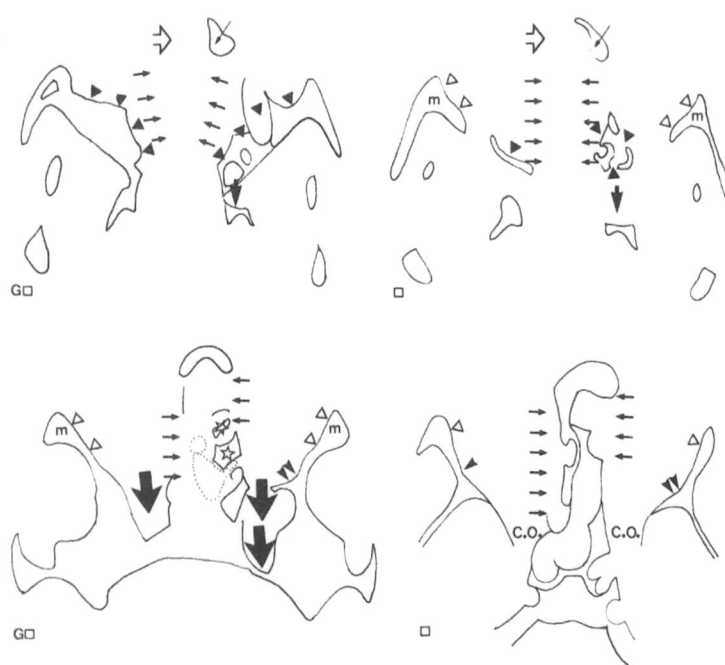

- Auf der subtemporalen Seite der großen Keilbeinflügel sieht man beidseits eine furchenförmige Arrosion (➡); rechts stärker ausgeprägt als links.
- Die Innenflächen (→) von Sinus maxillares und Orbitae sind weitgehend verschwunden, lediglich einige Knochenreste sind stellenweise erhalten geblieben (☆).
- Die Facies orbitales (▸) der großen Keilbeinflügel laufen spitz zu, wobei der rechte Keilbeinflügel (▷) sowie der Processus frontalis des rechten Os zygomaticum aufgetrieben sind mit leichter Wölbung nach innen.

Durch die Osteolyse der Innenwände und die Vorwölbung der Außenwände wirken die Augenhöhlen deutlich erweitert. Diese Vergrößerung reicht bis in den Bereich der Canales optici (c.o.).

Im Bereich der nasalen und ethmoidalen Luftkammern, sowie in den Augenhöhlen finden sich *polypenartige, hyperdense Herde* (★), die bis in den extrakraniellen Raum der mittleren Schädelgrube (rechte laterale Region des Cavums (••) und rechte pterygo-maxilläre Region (•••) und den intrakraniellen Raum (■) reichen. Die rechte Augenhöhle ist ebenfalls betroffen, wodurch es zu einem rechtsseitigen Exophthalmus kommt (➔).

Da sich die hyperdense Veränderung der verschiedenen Lufträumen des Gesichtsschädels und insbesondere der Augenhöhle anpaßt, muß bei der Differentialdiagnose in erster Linie an einen *langsam progredienten tumorösen Prozeß* gedacht werden. Eine Aussage zur Histologie des Tumors ist jedoch von radiologischer Seite aus schwierig. In diesem Fall handelte es sich um eine Histiozytose X.

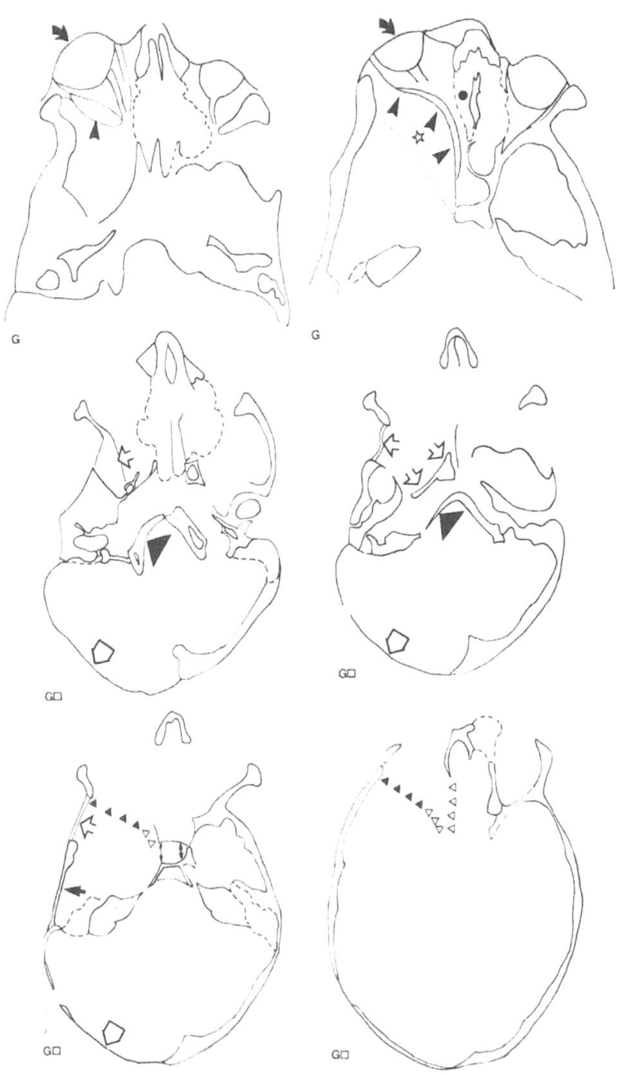

Fall 34

Bei diesem Fall fällt sofort ein ausgeprägter linksseitiger Exophthalmus (➧) auf. Mittels einer radiologischen Analyse, bei der wieder mit den knöchernen Strukturen begonnen wird, soll nach der Ätiologie dieser Exophthalmus gesucht werden:

– Durch eine *Agenesie der Facies orbitalis* (▼) *des linken großen Keilbeinflügels* kommt es zu einer Protrusion (►) des vorderen Pols des linken Temporallappens in die Augenhöhle. Man beachte im vorderen Bereich dieser „zerebralen Hernie" die hypodense Zone (☆), die einer arachnoidalen Zyste entspricht.

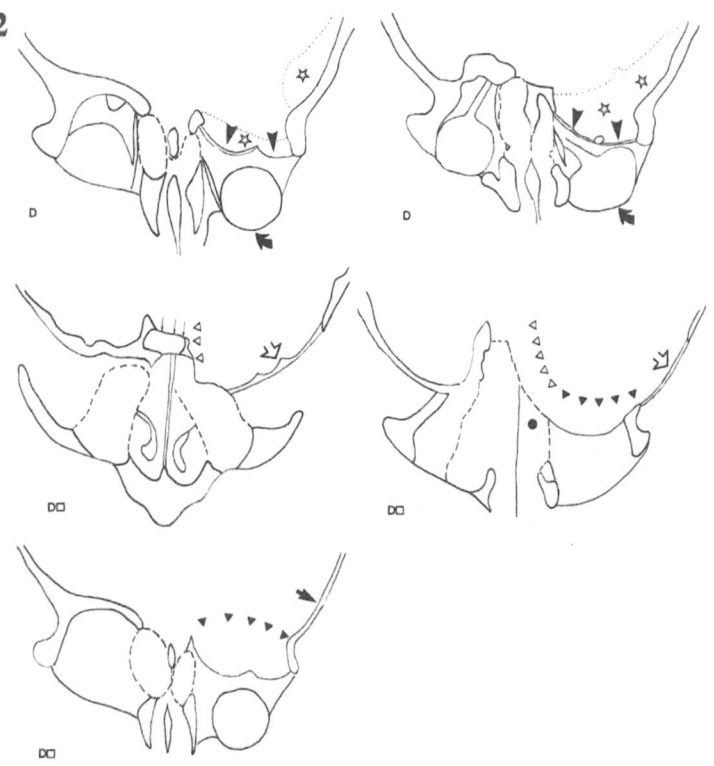

– Die *Agenesie des linken kleinen Keilbeinflügels* (▽) ist einerseits verantwortlich für das Fehlen des linken Canalis opticus und des linken Processus clinoideus anterior und andererseits für die Asymmetrie der Sella turcica. Auf den axialen Schichtbildern ist der a.p. Durchmesser (↔) der Sella turcica links deutlich größer als rechts (↔). Auf den koronalen Bildern ist der Sellaboden (→) daher schräg nach links geneigt.

Diese beiden radiologischen Befunde sind pathognomon für die orbitäre Dysplasie der Neurofibromatose. Klinisch fällt dieses Krankheitsbild durch einen pulsierenden Exophthalmus auf, was gut verständlich wird, wenn man sich auf den CT-Bildern die Nähe von Temporallappen und Augapfel klar macht.

Folgende weitere knöcherne Anomalien sind zu erkennen:
– die partielle Agenesie (●) der linken Cellulae ethmoidales
– der geradlinige Verlauf der linken Squama temporalis (→) und der temporalen Seite (⇒) des linken großen Keilbeinflügels kombiniert mit einer Verdünnung dieser Knochen
– die ausgeprägte Asymmetrie der Squama occipitalis durch Verdünnung und Wölbung (⇨) ihres linken Anteiles
– die Asymmetrie des Clivus, bedingt durch den geraden Verlauf und die Verdünnung seines linken Anteils (▼).

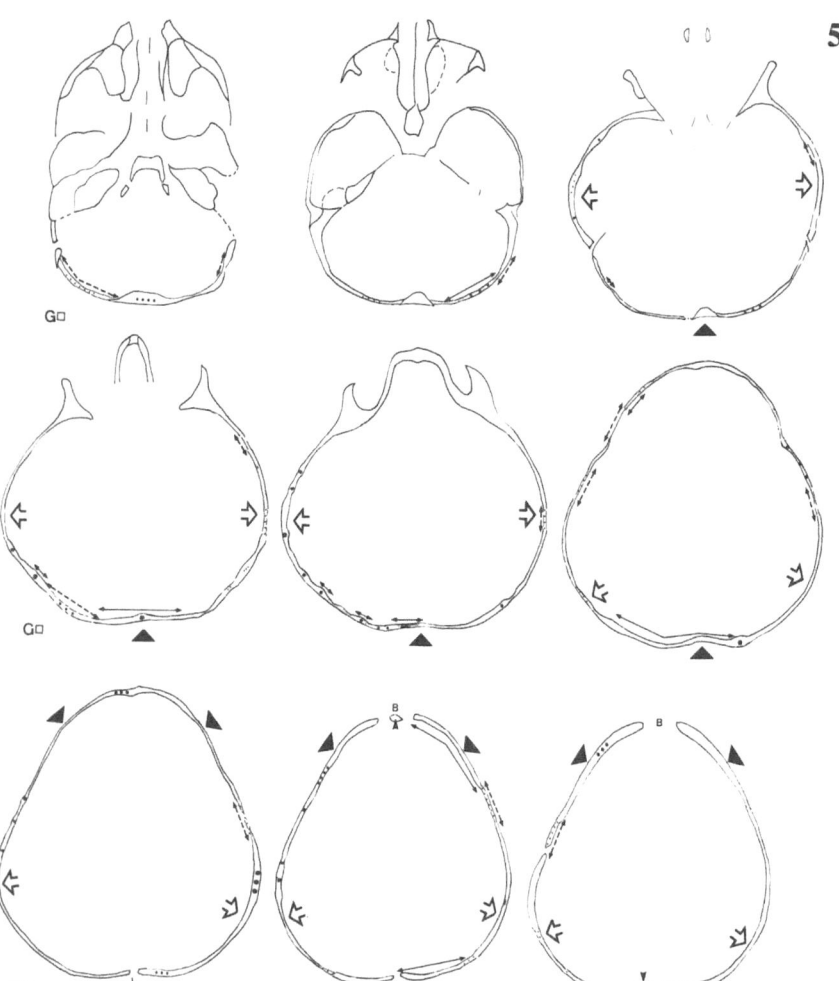

Fall 35

Der Schädel dieses *zweijährigen Kindes* ist typisch für eine Anomalie der Knochenstruktur mit Verformung der Kalotte. Folgende radiologischen Befunde fallen hierbei auf:

– *Abnorme Form des Schädels:* Die temporo-parietalen Anteile weisen eine verstärkte Wölbung auf (⇒), die Squama occipitalis und die Ossa fromtales sind, insbesondere in ihrem oberen Bereich, mehr oder weniger deutlich abgeflacht (▼). Ferner fällt eine Persistenz der vorderen *(B)* und hinteren *(L)* Fontanelle auf, die jedoch nicht vergrößert sind. Eine Dehiszenz der Schädelnähte besteht ebenfalls nicht.

– *Abnorme Knochenstruktur:* Bei der Analyse der Knochenstrukturen, insbesondere bei der Auswertung der knöchernen Dichtewerte, muß man besonders sorgfältig vorgehen. Die Schädelkalotte besteht hier alternierend aus Knochensegmenten unterschiedlicher Größe (⟵⟶ ⟵⟶ ⟷ ↔) und Dichte (⟵---⟶ ••• ··· ······· ●), wodurch sich ein mosaikartiges Bild ergibt. Man beachte auch die Ossicula Wormiana (▸) im Bereich der hinteren *(L)* und vorderen *(B)* Fontanelle. Das Fehlen der Diploe darf in Anbetracht des Alters des Kindes nicht als pathologisches Zeichen bewertet werden.

Diese abnormen Knochenstrukturen sind kennzeichnend für angeborene Fehler der Osteogenese. In Frage kommen zwei Erkrankungen: die *Osteogenesis imperfecta congenita* und die *Dysostosis cleidocranialis*. Hier handelt es sich um eine *Osteogenesis imperfecta congenita*.

54 Fall 36

Hier handelt es sich um ein *2½ Monate* altes Kleinkind. Wie in der konventionellen Radiologie, beruht auch die CT-Analyse eines Kleinkindschädels auf der systematischen Untersuchung von Schädelnähten, Synchondrosen und Fontanellen. Aufgrund der unterschiedlichen embryonalen Entwicklung der einzelnen knöchernen Bestandteile der Schädelkalotte ist es unter didaktischen Gesichtspunkten günstiger, das Os occipitale separat von den temporo-fronto-parietalen Schädelanteilen zu befunden:

– *Am Os occipitale* erkennt man eine Synchondrosis spheno-occipitalis (▼) und intra-occipitalis posterior (⇒), sowie beidseits die Sutura occipito-mastoidea (▽). Im Bereich der Squama occipitalis ist die Ossifikation wesentlich ausgeprägter als am übrigen Schädel. Die zentralen Anteile der Squama occipitalis, im Bereich der Protuberantia occipitalis interna und externa (→), sind imprimiert, wodurch die Squama occipitalis schüsselförmig aussieht (▰).

– *Im Bereich der temporo-fronto-parietalen Kalotte* besteht eine ausgeprägt verknöcherte, prominente (▸) *Synostose der Sutura sagittalis* (▼), sowie eine bilaterale Synostose der Sutura lamdoidea (→). Die temporo-fronto-parietale Kalotte ist dadurch „kahnförmig" verändert. Die Suturae coronalis (→) und frontalis (→) sind offen, ebenso die große Fontanelle *(B)* (oder Fonticulus anterior), der rechte und linke Fonticulus antero-lateralis *(P)* und postero-lateralis *(A)*.

Diese radiologischen Befunde sollten zur Diagnose einer *Kraniostenose* in Form einer Scaphocephalie führen, verursacht durch eine *Synostose der Sutura sagittalis*.

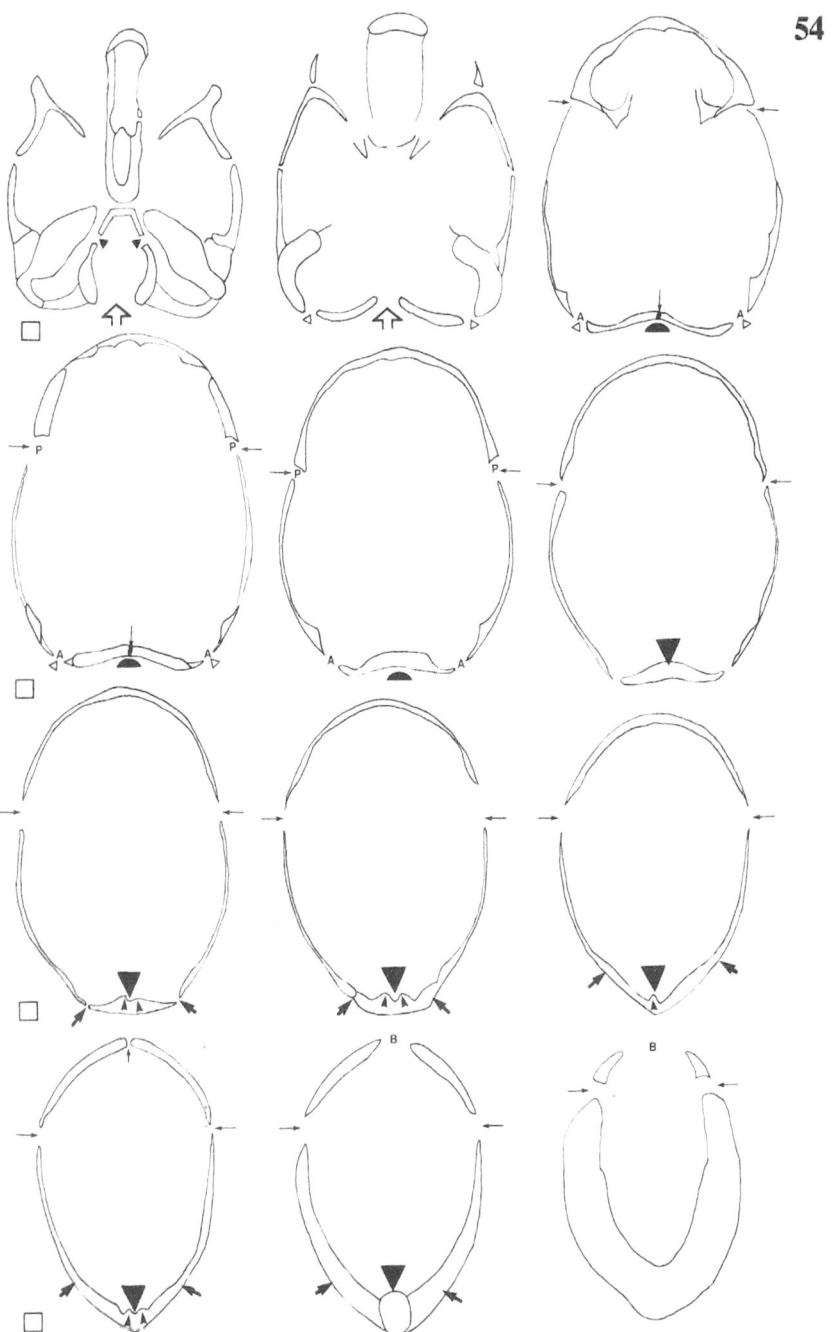

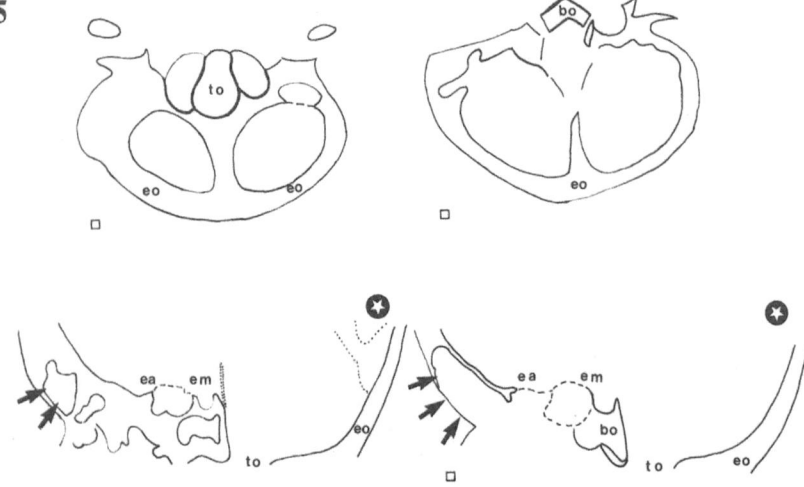

Fall 37

Hier besteht eine ausgeprägte Diskordanz zwischen Schädelbasis und Schädeldach. Wodurch kommt es zu dieser Diskordanz?

– Die *normal große Hinterhauptschuppe (eo)* steht in deutlichem Gegensatz zur zu klein angelegten Hinterhauptsbasis (bo) und dem ebenfalls zu kleinen Foramen magnum (to). Auf den sagittalen Rekonstruktionen (✪) erkennt man die Verkürzung der Hinterhauptsbasis, sowie die *Verkürzung* zweier weiterer Regionen der Schädelbasis: *mittlere Schädelgrube (em)* und *vordere Schädelgrube (ea)*.

– Auf den sagittalen Rekonstruktionen (✪) zeigt sich ferner eine Vorwölbung der frontalen Schädelkalotte (→).

Diese radiologischen Befunde am knöchernen Schädel sind *pathognomon* für eine *Achondroplasie*.

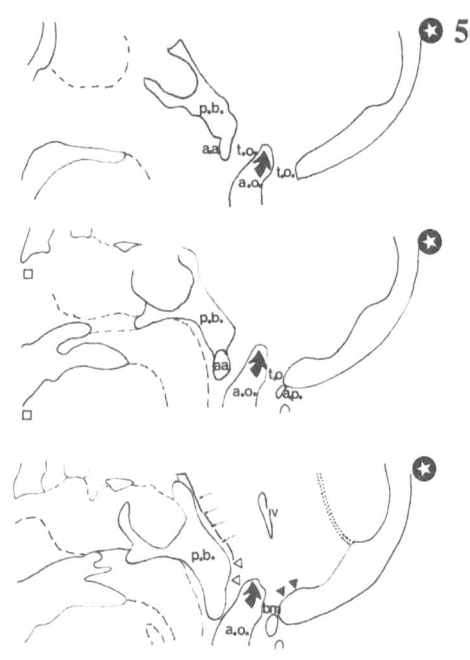

Fall 38

Dieser Fall einer Mißbildung des Schädel-Hals-Überganges soll zeigen, daß es die radiologische CT-Analyse mittels verschiedener Fenster (□: Knochenfenster; ■: intrakranielle Fenster) erlaubt, die Morphologie und Topographie der knöchernen Strukturen, sowie ihre Zusammenhänge mit intrakraniellen Elementen zu beurteilen.

– *Die Beurteilung im Knochenfenster* (□): Die radiologische Analyse sollte hier genau wie auf einer konventionellen Schichtaufnahme durchgeführt werden. Der *Dens axis (a.o)* weist in seinem cranialen Bereich eine Einkerbung auf und ist insgesamt in das massiv verengte Foramen magnum *(t.o.)* vorgeschoben (➔). Gleichzeitig ist der *Atlas „okzipitalisiert":* Sein vorderer Bogen *(a.a.)* steht in Verbindung mit dem abgestumpft wirkenden caudalen Anteil des Clivus *(p.b.)*, während sein hinterer Bogen *(a.p.)* stark hypoplastisch ist und praktisch nur aus einem Ossikel im Bereich des Hinterrandes des Foramen magnum besteht.

– *Analyse der intrakraniellen Strukturen*: Es besteht eine *deutliche Impression des Bulbo-medullären Überganges (bm)*, dessen Kontur dem kraniellen Ende des Dens axis entspricht. Die praebulbäre Zysterne (∇) und die Cisterna magna (▼) sind nicht zu erkennen, während sich die Cisterna praepontis (→) und der IV. Ventrikel *(IV)* mit normaler Topographie und Morphologie gut darstellen.

Bei diesem Fall sind die radiologischen Befunde, sowohl im bezug auf die knöchernen als auch auf die intrakraniellen Strukturen, eindeutig pathognomon für die Folgen einer Okzipitalisation des Atlas.

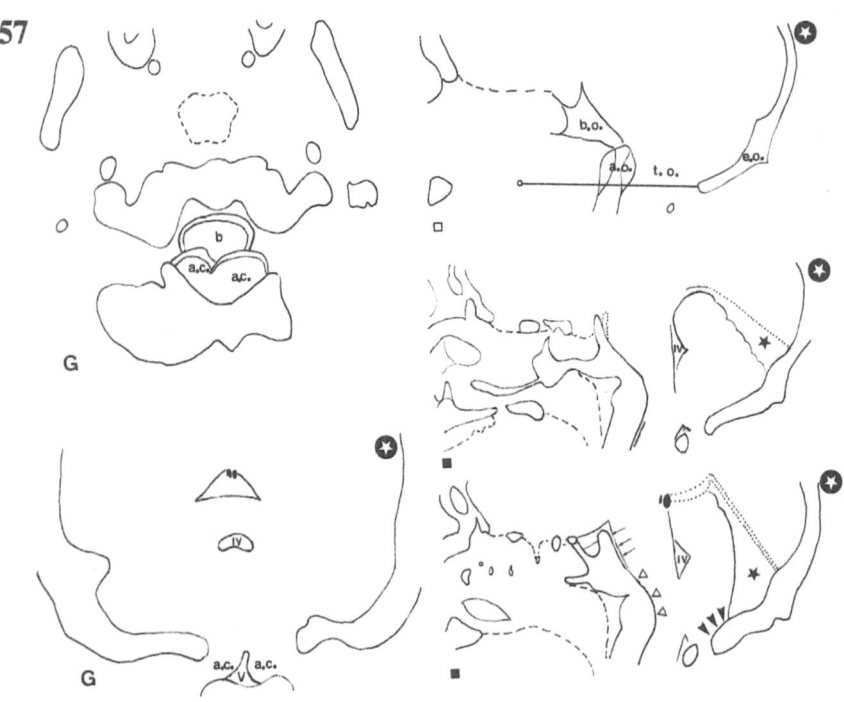

Fall 39

Wie in Fall 38 liefert auch hier die CT-Untersuchung zahlreiche und präzise Informationen, die eine Beurteilung der Mißbildungen des Schädel-Hals-Überganges ermöglichen:

– *Die Beurteilung im Knochenfenster* (□): Ebenso gut wie auf konventionellen Schichtaufnahmen wird hier eine *Hypoplasie der Hinterhauptsbasis (b.o.)* mit Verkürzung und abgeflachtem Verlauf dargestellt. Hierdurch überragt fast der gesamte Dens axis *(a.o.)* die Chamberlain-Linie (———). Die Squama occipitalis *(e.o.)* ist ebenfalls hypoplastisch. Es liegt somit eine *Basisimpression durch Hypoplasie des Os occipitale* vor. Unverändert ist der a.p. Durchmesser des Foramen magnum *(t.o.)*, d.h. es besteht keine Verengung.

– *Bei der Analyse des zerebralen Parenchyms* (■) weist der IV. Ventrikel *(IV)* bezüglich Lage und Morphologie keinerlei Veränderungen auf. Im Gegensatz zu den deutlich erkennbaren Cisterna praepontis (→) und Cisterna pericerebellaris (★) sind die praebulbäre Zysterne (▽) und die Cisterna magna (►) nicht dargestellt. Eine genauere Untersuchung des zerebralen Parenchyms im Bereich des Foramen magnum zeigt auf dem axialen Bild einen leicht ovalen Bulbus *(b)*, der durch die beiden Kleinhirntonsillen *(a.c.)* nach vorne verlagert wird. Die rechte Kleinhirntonsille ist wesentlich größer als die linke. Auf der frontalen Rekonstruktion liegt die Vallecula cerebelli *(v)* leicht parasagittal nach links verschoben genau unterhalb der Squama occipitalis. *Diese radiologischen*

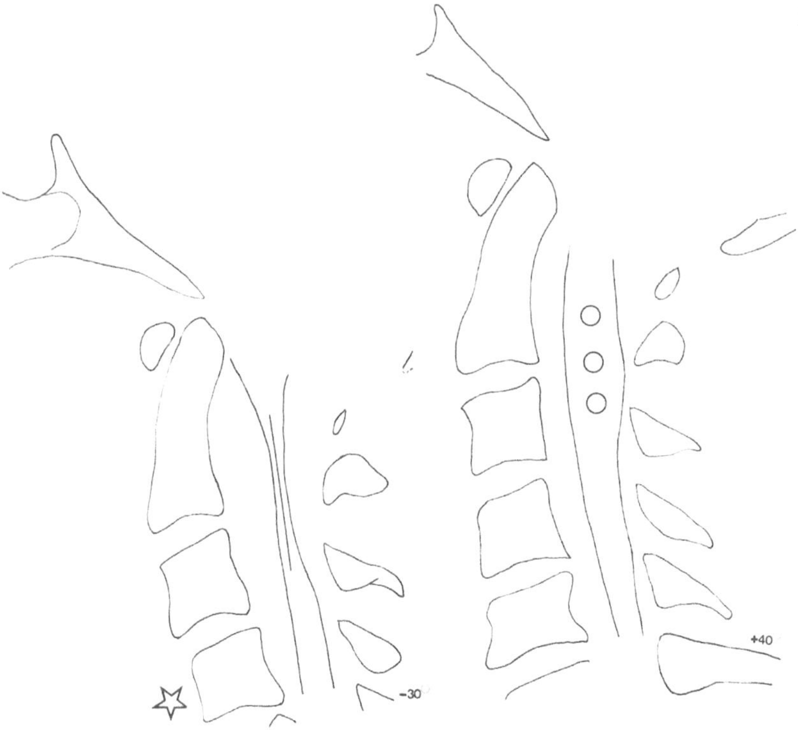

Befunde sind typisch für eine Tonsilleneinklemmung im Foramen magnum. Besteht kein intrakranieller tumoröser Prozeß so ist diese Einklemmung kennzeichnend für ein Arnold-Chiari-Syndrom.

Alleine aufgrund der CT-Untersuchung, vorausgesetzt diese wird gründlich und gewissenhaft durchgeführt, kann also hier die Diagnose einer Basisimpression mit Arnold-Chiari-Syndrom gestellt werden.

Der Vollständigkeit halber soll auch die Luftmyelographie (☆) gezeigt werden, welche die neuroradiologische Untersuchung ergänzt. Bei der Myelographie wird deutlich, daß nicht nur ein Arnold-Chiari-Syndrom besteht, sondern gleichzeitig auch eine Syringomyelie mit folgenden Zeichen: Verschmälerung (———) des oberen zervikalen Medullastranges in Trendelenburg-Stellung *(−30°)*; in semi-senkrechter Stellung *(+40°)* scheint die Medulla hingegen vergrößert (OOO).

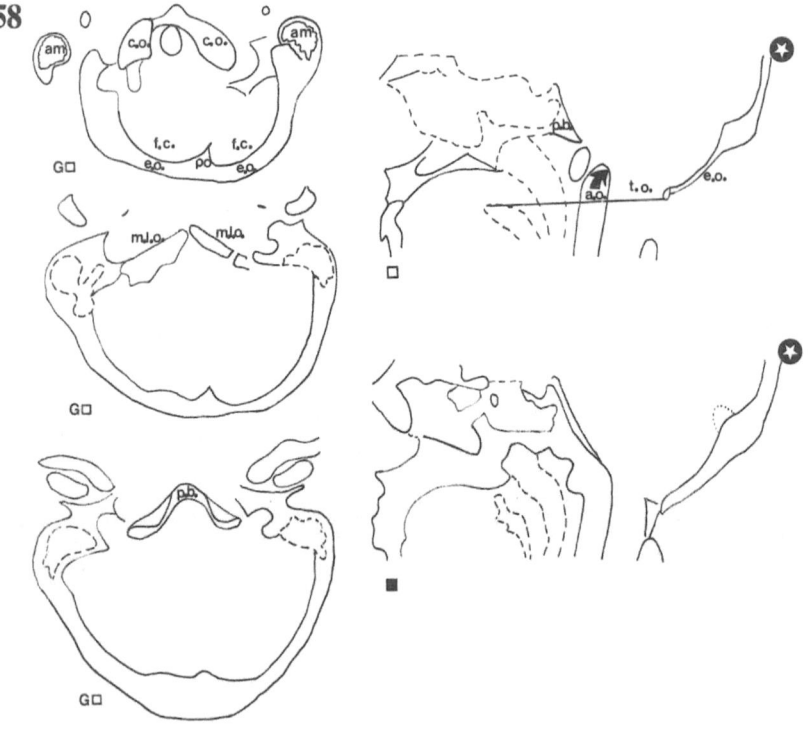

Fall 40

Welche anatomischen Abweichungen liegen bei dieser Fehlbildung des Schädel-Hals-Überganges vor? Diese Frage soll im Rahmen dieser Übung beantwortet werden.

– *Die Condyli occipitales (c.o.) sind asymmetrisch in bezug auf Lage und Größe,* kleiner als üblich und nicht nierenförmig. Der linke Condylus ist kleiner und etwas mehr abgerundet als der rechte, der eine eher längliche Form aufweist. Außerdem liegen sie in Höhe des Processus mastoideus *(am)*, also deutlich höher als üblich (siehe Abb. 3 und 4).

– *Der Clivus (pb) ist verkürzt, nicht mehr viereckig, sondern dreieckig,* halbkreisförmig, mit spitz zulaufenden Partes laterales occipitales *(m.l.o.)*; wobei die linke Seite etwas breiter ist als die rechte.

– *Die Squama occipitalis (eo) weist ebenfalls Zeichen der Asymmetrie auf:* die linke Fossa cerebellaris *(f.c.)* ist breiter als die rechte; die Protuberantia occipitalis interna *(po)* ist deutlich parasagittal nach rechts verschoben.

Diese radiologischen Befunde sind typisch für eine *Hypoplasie des Os occipitale,* die vor allem im Bereich des Corpus occipitalis, der Massae laterales und der Kondylen ausgeprägt ist.

Diese Hypoplasie bedingt eine gewisse Protrusion des Dens axis (➥ *a.o.*) in das Foramen magnum *(t.o.)*, das dadurch leicht verengt wird (siehe auch Abb. 12 und 13). Durch die Protrusion überragt der Dens axis die Chamberlain-Linie (——).

In Zusammenhang mit diesem Fall soll noch eine grundsätzliche Anmerkung gemacht werden: Die exakte Wiedergabe der verschiedenen knöchernen Strukturen des Schädel-Hals-Überganges auf dem axialen Schnittbild soll den Leser dazu anregen, nach Fehlbildungen dieser Übergangszone zu suchen und diese zu analysieren. Diese sorgfältige Analyse ist wichtiger als ein stures „Linienziehen". So dient z. B. der Ausdruck „basilare Impression" im Zusammenhang mit Hilfslinien und Winkeln ja nur dazu, die Folgen einer okzipitalen Dysplasie zu veranschaulichen. Die Linien helfen zwar zu einem Befund zu gelangen, aber es besteht dabei die Gefahr, daß die eigentliche pathomorphologische Veränderung in den Hintergrund tritt. Die Regel sollte deshalb sein: *Zuerst* eine gute, gründliche radiologische Analyse der knöchernen morphologischen Veränderungen vornehmen und erst *dann* mit Hilfe der Linien einen Kommentar über die Folgen der Dysmorphien abgeben. In der konventionellen Radiologie ist es umgekehrt. Zuerst benutzt man die Hilfslinien und beschreibt erst dann die Pathomorphologie.

Sachverzeichnis

Achondroplasie 160
Ala major 91
Aneurysma des Carotis-Siphons 131
Arnold-Chiari-Syndrom 163
Articulatio
  atlanto-occipitalis 95
  temporo-mandibularis 89, 90, 92
Atlas
  obere Fläche 87
  untere Fläche 88

Basisimpression 162, 163, 165

Canalis
  caroticus 91
  hypoglossi 89
  naso-lacrimalis 92, 97, 99
  opticus 94
Cavum 97, 99
Cavumtumor 132
Cavum tympani 93
Chamberlain (Linie) 95
Chordom 130
Condyles occipitales 88
  Hypoplasie 164
Conus (intraorbital) 102

Diploe 94
Dysplasie
  orbitär bei Neurofibromatose 156
  orbitär fibrös 106

Epidermoidzyste 109
Ethmoidale Enzephaleozele 123
Exophthalmus
  congenitalis 155
  entzündlich 147, 153
  traumatisch 141, 143, 145
  tumorös 103, 104, 121, 125

Fenestrae parietales Bonnaire 111
Fissuia petro-squamosa superior 91, 92
Fontanelle 157, 158
Foramen
  jugulare 90, 136
  lacerum 91
  occipitale 89, 95
  ovale 91
  rotundum 97, 100
  spinosum 93
Fossa pterygo-maxillaris 97, 100
  sphenoidalis 97, 100
Fraktur(en)
  Kondylen des Os temporale 143
  Orbita 143, 145
  Os zygomaticum 143
  Wand des Sinus maxillaris 143, 145

Gehörgang
  äußerer 92
  innerer 94
Gesichtsschädel 88, 97
Glandula lacrimalis, Mischgeschwulst 125

Histiozytose X 154
Hypophysenadenom (infiltrierend) 128
Hypoplasie des Os occipitale 162, 164

Kalottendefekt
  multipel 114, 115, 117
  post-traumatisch 110
  solitär 107, 108, 110

167

Kiefergelenk 89, 90, 92
Kleinhirntonsillen 162
Kondylenfraktur des Os temporale 143
Kraniostenose 158

Lamdanaht 158
Linse (Auge) 102
  Luxation 141

Mc Rae (Linie) 96
Meatus acusticus
  externus 92
  internus 94
Meningiom
  exostosierend 105
  infiltrierend 104
Metastase(n) 104, 107, 113, 115, 151
Mittelohr 93
Mukozele(n)
  ethmoidal 121, 139
  frontal 119
Multiples Myelom 114, 116
Myositis (entzündlich) 149

Nervus opticus 102
  Hämatom der Nervenscheide 141
Neurinom
  N. hypoglossus 135
  N. trigeminus 138

Oberkiefer 88
Okzipitlisation des Atlas 161
Os occipitale 89, 95
  sphenoidale 94, 158
  temporale 94
Osteogenesis imperfecta congenita 158

Paget (Morbus) 119
Prozessus
  basilaris 89, 95
  mastoideus 91

Scaphocephalie 158
Schädelhalsübergang 95
  Anomalien 160–162
Schädelkalotte 94
  Verdickung 103, 104, 118
  Verschmälerung 111, 112
Sinus
  frontalis 94
  maxillaris 87–89, 92, 96, 97, 99
  sphenoidalis 92, 94
Sinusitis
  maxillaris 151
  sphenoidalis 147, 148
Sulcus
  lacrimalis 98
  tubae auditivae 91
Suturen 94, 158
Synchondrose(n)
  inter-occipitalis 158
  spheno-occipitalis 158
Synostose der sutura sagittalis 158

Tabula
  externa 94
  interna 94
Tuba Eustachii (Tuba auditiva) 93
Tumoren
  intraorbitär, extrakonische 115, 119, 121, 125, 139, 150, 151
  Schädelbasis 127, 128, 130, 132, 134, 136, 137

Vallecua cerebellarum 162

Wackenheim, Thiebaut und Vrousos (Linie) 96
Wormiana (Ossicula) 158

Zyste
  congenital, subarachnoidal 112
  Epidermoidzyste 109

MIX
Papier aus verantwortungsvollen Quellen
Paper from responsible sources
FSC® C105338

If you have any concerns about our products,
you can contact us on
ProductSafety@springernature.com

In case Publisher is established outside the EU,
the EU authorized representative is:
**Springer Nature Customer Service Center GmbH
Europaplatz 3, 69115 Heidelberg, Germany**

Printed by Libri Plureos GmbH
in Hamburg, Germany